Christina Diehl

Netter Versuch,
Schicksal

Christina Diehl

Netter Versuch, Schicksal

Wie ich die innere Leere
nach meinen Fehlgeburten
wieder füllen konnte

mvgverlag

Bibliografische Information der Deutschen Nationalbibliothek
Die Deutsche Nationalbibliothek verzeichnet diese Publikation in der Deutschen Nationalbibliografie. Detaillierte bibliografische Daten sind im Internet über http://dnb.d-nb.de abrufbar.

Für Fragen und Anregungen
info@mvg-verlag.de

Wichtiger Hinweis
Ausschließlich zum Zweck der besseren Lesbarkeit wurde auf eine genderspezifische Schreibweise sowie eine Mehrfachbezeichnung verzichtet. Alle personenbezogenen Bezeichnungen sind somit geschlechtsneutral zu verstehen.

Originalausgabe
1. Auflage 2021
© 2021 by mvg Verlag, ein Imprint der Münchner Verlagsgruppe GmbH
Türkenstraße 89
80799 München
Tel.: 089 651285-0
Fax: 089 652096

Redaktion: Iris Rinser
Umschlaggestaltung, Layout & Satz: Karina Braun
Umschlagabbildung: Stefan Schopp
Druck: CPI books GmbH, Leck
Printed in Germany

ISBN Print 978-3-7474-0326-6
ISBN E-Book (PDF) 978-3-96121-685-7
ISBN E-Book (EPUB, Mobi) 978-3-96121-686-4

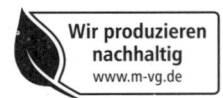

Weitere Informationen zum Verlag finden Sie unter

www.mvg-verlag.de

Beachten Sie auch unsere weiteren Verlage unter www.m-vg.de

Für Markus.

Und gegen das Schweigen.

Inhalt

Vorwort

Ich liebe die Sonne im Herbst. Weil sie mir mit der richtigen Temperatur das Gesicht wärmt, ohne mir einen Sonnenbrand zu verpassen.

Im Schneidersitz hocke ich auf dem leicht erhöhten Rand des Wasserspielplatzes und mustere die bunten Figuren, aus denen zu dieser Jahreszeit nichts mehr rausprudelt. Die Plastiktiere stehen auf der grasgrünen Fläche verteilt, als hätte man sie mitten in ihrer Bewegung gestoppt und danach vergessen, einzusammeln. Die Sitzbänke rund um den Platz sind allesamt mit Mittagspausierenden besetzt, auf dem Parkweg daneben schlendern unzählige Spaziergänger aneinander vorbei. Den Sound der sonnenhungrigen Städter kann ich nur erahnen, weil die Musik aus meinen Kopfhörern alles übertönt. Gut gelaunt wippe ich im Takt zu alten Retroklängen, die mich an die beste Zeit meiner Jugend erinnern.

Im Augenwinkel bemerke ich irgendwann ein kleines Mädchen, das mit tapsigen Schritten auf einen Hund zusteuert. Sie ist vielleicht zwei, höchstens drei Jahre alt und sieht mit ihrer spitzen Filzmütze aus wie einer der Zwerge aus dem Schneewittchen-Märchen. Weil ich neugierig bin, was die Kleine vorhat, stoppe ich die Playlist meines Handys.

»Wu!«, ruft das Mädchen mit ausgestreckter Hand, während sie mit ihrem anderen Arm wild rudernd ihr Gleichgewicht ausbalanciert. Als der Hund das heraneilende Kind bemerkt, schaut er kurz hoch und sprintet dann wie auf Kommando in die entgegengesetzte Richtung. Abrupt bleibt die Kleine stehen und wundert sich mit offenem Mund über die spontane Flucht des Vierbeiners. Als sie nach einer Weile wieder aus dem Staunen rauskommt, rührt sie sich und bleibt als Erstes an meinem Blick kleben. »Wu!«, ruft sie jetzt in meine Richtung und zeigt auf den verlassenen Baum, an dem der Hund gerade noch geschnuppert hat. Sie sieht mich an, als wolle sie sichergehen, dass ich die Szene ebenfalls beobachtet habe. Ich muss schmunzeln und nicke ihr zu.

Ich will gerade die Musik wieder anstellen, als die Kleine sich plötzlich wieder in Bewegung setzt und nun auf mich zuwackelt. Trotz der kurzen Distanz braucht sie unzählige Schritte, bis sie dicht vor mir abbremst und mich schelmisch von einem Ohr zum anderen angrinst. Ihre hervorblitzenden Minischneidezähne sehen dabei so lustig aus, dass ich laut auflachen muss.

»Na, wer bist du denn?«, frage ich sie amüsiert und ahne, dass sie darauf noch keine Antwort kennt. Und bin trotzdem total überrumpelt, als sich der kleine Zwerg jetzt ohne Vorwarnung um meinen Hals wirft. Völlig überrascht spreize ich meine Arme von ihr ab, während sie ihre eng um mich schlingt. Dabei giggelt sie so fröhlich, dass sich mein befremdliches Gefühl binnen Sekunden in Rührung verwandelt.

»Tilda!«, höre ich eine Männerstimme, als ich ihre Umarmung gerade erwidere. Ich schaue auf und sehe einen jungen Typen herantraben, der offensichtlich zu dem kleinen Mädchen auf meinem Schoß gehört. »Sorry«, zwinkert er mir zu, während er sich zu uns runterbeugt. »Sie ist manchmal sehr direkt.«

»Aber auch sehr süß dabei«, antworte ich und lächele.

»Ich kann sie dir gerne mal ausleihen«, erwidert der junge Mann, der offensichtlich Tildas Daddy ist und sie jetzt an die Hand nimmt.

»Klar, das wäre toll«, sage ich und freue mich ehrlich über den netten Smalltalk, obwohl er natürlich nicht ganz ernst gemeint ist.

»Andererseits ist es dann vorbei mit dem gechillten Abhängen im Park«, bemerkt der junge Papa und zieht belustigt seine Augenbraue hoch.

»Da hast du sicher recht«, lache ich und winke Tilda zu, die sich noch einmal zu mir umdreht. »So gesehen hat alles seine Vor- und Nachteile.«

Noch vor ein paar Jahren wäre eine so lockere Begegnung undenkbar gewesen. Damals wäre ich vor dem Kind weggelaufen – oder gar nicht erst in den Park mit dem Spielplatz gegangen.

Meine ganze Welt war einmal in schwarzes Licht getaucht. Ich wollte niemanden mehr treffen, nichts mehr essen, nicht mehr sein. Es gab Tage, an denen ich mir nicht vorstellen konnte, jemals wieder einen fröhlichen Moment zu erleben.

Heute ist das anders: Ich bin wieder da und könnte nicht glücklicher sein!

Aber der Reihe nach.

Dies ist meine Geschichte. Und die möchte ich von Anfang an erzählen.

Ich kann nichts mehr sehen

»Ich würde es gut finden, wenn Sie sich nächstes Jahr wieder verstärkt in dieses Projekt einbringen.« Herr Schrader, einer meiner Chefs, macht sein erwartungsvolles Gesicht.

Jo, mag sein …, denke ich und sage »Klar, gerne!«. Es wäre sicher angebracht, dass ich ein minimal schlechtes Gewissen habe. Habe ich aber nicht. Sorry. *Nächstes Jahr? Das wird wohl eher nichts.* Ich kann mich grad nur diebisch freuen. Mein Hirn spült mir schillernde Bilder vor mein inneres Auge, und ich genieße die Schnappschüsse meiner goldenen Zukunft. Dieses Gefühl. Wie frisch verliebt! In looooove. Alles ist aufregend, die Schmetterlinge flattern mit Highspeed in meinem Bauch herum.

Ich will endlich allen davon erzählen. Meine Mutter ist die Einzige, die bisher eingeweiht ist. Sie ist bereits durchgedreht. Wie eine frisch angezündete Silvesterrakete feuerte sie mir ihre Freude mit einem riesigen Knall um die Ohren.

Die Reaktionen der anderen habe ich mir schon tausendmal ausgemalt: kollektives Ausrasten! Mein Bruder. Mein Vater. Die Freunde könnten es erst gar nicht fassen und würden mich dann – anerkennend für meinen wahnsinnig erwachsenen Schritt – begeistert in die Arme nehmen. *Wow,* würden sie denken, *damit wird ihr Leben nun perfekt!*

Herr Schrader wäre zunächst genervt über meine baldige Abwesenheit und die Tatsache, dass er die Arbeit neu verteilen muss. Das würde er versuchen zu verstecken. Ich würde es trotzdem aus seinem Gesicht lesen und schließlich seine professionellen Glückwünsche entgegennehmen.

»Wir haben es doch gewusst«, wären sich alle einig. »Man konnte irgendwie sehen, dass etwas anders ist.«

Ja, verdammt, das ist es! Alles ist anders. Und der große Moment fast da.

10.37 Uhr. Ich muss gleich los. Um 11 Uhr habe ich die nächste Untersuchung, danach wird verkündet. Yeah! Vor diesem Termin sollte ich es noch für mich behalten, das hatte mir meine Ärztin geraten. Ich habe mich daran gehalten, auch wenn ich nicht verstanden habe, warum.

Herr Schrader setzt zufrieden seinen Haken an unser Gespräch: »Na dann, auf weitere gute Zusammenarbeit!«

Ich setze lautlos einen Haken dahinter, als sich mein Chef mit kollegialem Händedruck von mir verabschiedet: *Ja, tschühüss! Und nur mal so: Ich bin schwaaaanger!*

Noch spreche ich das nicht aus, deshalb kann Herr Schrader es auch nicht wissen. Dabei würde ich diese Wahnsinns-News am liebsten bei jeder Gelegenheit laut rausposaunen. Aber bis morgen kann ich jetzt auch noch warten – ich halte mich schließlich an die ominöse Arzt-Regel. Leicht finde ich das aber wirklich nicht.

Schließlich war der Moment, in dem ich meinen positiven Schwangerschaftstest in den Händen hielt, einer der spektakulärsten meines Lebens! Genau 61 Tage ist das jetzt her und seitdem steht fest: Ich bekomme ein Kind! Zum ersten Mal. Ist das nicht unglaublich? Ich kann das selbst noch gar nicht fassen! Wäre mir klar gewesen, wie sehr ich über dieser Nachricht ausflippen würde, hätte ich bereits den Einkauf des Schwangerschaftstests ausgiebig zelebriert.

Ich erinnere mich noch genau: Es war ein regnerischer Dienstagabend, und ich drehte nach Büroschluss noch eine Feierabend-Einkaufsrunde bei Rossmann. Neben Müsli, Deo und Zahnpasta packte ich auch den Test in den Einkaufskorb – allerdings eher beiläufig. Als wäre es das Normalste der Welt. *Warte, was brauche ich noch? Handcreme, Duschgel und ja, klar: einen Schwangerschaftstest! Natürlich nur für den Fall.* Mit dieser gespielten Lässigkeit habe ich mich so richtig schön selbst verarscht – ich habe nämlich sehr genau gewusst, dass meine Periode längst überfällig ist.

Am nächsten Morgen bin ich deshalb schon um 5 Uhr aufgewacht und war von null auf hundert supernervös. Da war nichts mehr mit »alles easygoing«. Obwohl ich hellwach war, kniff ich meine Augen noch zu und horchte auf meinen Bauch. Ist das Ziehen von gestern noch da? Schwer zu sagen. Okay, ich will es jetzt wissen! Ich schlich mich aus dem Schlafzimmer, um Markus nicht zu wecken. Den Test hatte ich schon am Abend vorher griffbereit in der Mitte der Badezimmerablage positioniert. Ich drehte den Minikarton in alle Richtungen und las die Hinweise, die sich auf Vorder- und Rückseite wiederholten: »99 % zuverlässig ab der Fälligkeit der Periode«. Schon mal gut zu wissen, aber wie funktioniert das Ding jetzt genau? Ich hatte doch keine Ahnung, schließlich machte ich das zum ersten Mal! Ich knibbelte den Karton an der Seite auf und war erleichtert über die Bedienungsanleitung, die neben dem Stäbchen zusammengefaltet war. Aha, hier: Test aus der Verpackung holen, Testkappe ab und dann die saugfähige Spitze für 20 Sekunden in die Urinprobe tunken.

Ich holte mir einen Becher aus der Küche, ging aufs Klo und tauchte den Test anschließend in mein frisch eingefangenes Pinkelbad. Nach der vorgeschriebenen Zeit legte ich ihn zurück auf die Ablage. »Nach etwa zwei Minuten wird das Ergebnis angezeigt«, hieß es weiter in der Beschreibung. *Oh Gott, das ist ja eine Ewigkeit*, dachte ich. Ich suchte mir ein Paar Socken aus dem Schrank und putzte mir die Zähne. Es war viel zu früh, um sich für den Bürotag fertig zu machen, aber ich hätte unmöglich neben dem Stäbchen warten können. Mein Herz klopfte mir mittlerweile bis zum Hals, und ich versuchte, mich mit meiner gewohnten Morgenroutine abzulenken.

Alle paar Sekunden checkte ich die Uhr auf meinem Handy. Als die nach der zweiten Minute umsprang, atmete ich einmal laut aus, als würde ich mich auf einen harten Wettkampf vorbereiten. *Gut, dann schauen wir mal.* Ein deutlicher Strich, daneben ein etwas blasserer. Nochmal der Blick auf den Beipackzettel:»Zwei Striche = schwanger«. Ich nahm den Test in die Hand und schaute mir das Ergebnis aus einem anderen Winkel an. Immer noch und jetzt noch eindeutiger zu erkennen: zwei Striche!»Oh, fuck«, kam es aus mir rausgeflüstert. Und passte damit null zu der Adrenalin-Explosion, die mit voller Wucht gegen meinen Kehlkopf schoss. Sofort meißelte sich ein Lachen in mein Gesicht. Ich warf einen Blick in den Spiegel, um meine Überraschung mit mir zu feiern:»Ey, das gibt's doch nicht! Boa, Christina! Was geht ab?«

»Öhm …« Mit dem Stäbchen in der Hand stellte ich mich anschließend triumphierend in den Türrahmen. Markus war noch im Bett, er hatte heute frei. Er drehte mir den Rücken zu – sein Signal, dass er noch schlafen wollte. »ÖHM!«, rief ich laut in die Stille, »wenn ich mal kurz um deine werte Aufmerksamkeit bitten darf?«

Schlaftrunken wälzte sich Markus aus seiner Decke. Ohne dass er was sagte, las ich *Was soll der Scheiß?* aus seinem Gesicht. Das machte mir Laune. »Hier!« Strahlend streckte ich ihm den Test entgegen.

»Was ist das?«, versuchte er meinen aufgedrehten Auftritt zu deuten.

»Na, unser Kind!«, rief ich freudestrahlend.

Die breite Gefühlspalette, die seine Mimik danach abspulte, sollte uns nach diesem Morgen für eine ganze Weile begleiten: Aufregung, Freude, Verunsicherung, Angst – die angestoßene Achterbahn der Emotionen hielt alles für uns bereit und nahm täglich neue Kurven.

Nach meinem zweiten Arztbesuch war unsere Fahrt nicht mehr zu bremsen. Während Frau Dr. Bruck bei der ersten Untersuchung noch ein undefinierbares Etwas auf dem Ultraschallgerät herangezoomt hatte, glotzen Markus und ich drei Wochen später auf einen eindeutig pulsierenden Punkt. »Das ist der Herzschlag«, erklärte uns die Ärztin mit einem Bilderbuchlächeln und versprach, nach der Untersuchung das erste Ultraschallbild unseres Babys auszudrucken. Markus und ich streckten unsere Köpfe näher an den Bildschirm und witzelten darüber, wer von uns das beknacktere selige Gesicht machte. Frau Dr. Bruck schmunzelte mit uns. Mein frisch ausgestellter Mutterpass samt ausgerechnetem Geburtstermin und der Stapel von Broschüren, die mich bereits über Stillpraktiken und pränatale Beckenbodenübungen informieren sollten, machte uns beim Verlassen der Praxis final klar: Wir wurden Eltern!

Von da an stürzten wir uns in die Planung, als wenn alles in Rekordzeit zu erledigen sein müsste: *Wie müssen wir die Wohnung umräumen? Welche Möbel brauchen wir für das Baby? Wer wird wann Elternzeit nehmen? Wie soll das Kind heißen? Wie komme ich die Flurtreppen ohne Fahrstuhl hoch? Muss ich jetzt schon einen Kitaplatz reservieren? Gibt's diese Regenhose, die JEDES Kind hat, eigentlich auch in Gelb?*

Ich sah mich in dieser Zeit wie in einem Kurzfilm auf Instagram: *Sie stellt ihm ein Päckchen auf den Tisch. Er öffnet es, findet Babyschuhe. Geigenmusik – alle flippen aus.* Okay, ich hatte damals mit meinem billigen Rossmann-Test halbnackt vor Markus im Türrahmen gestanden. Egal. Auch ich war jetzt besonders – das war die Hauptsache! Ich hatte einen Raum betreten, zu dem nur Schwangere und junge Mütter Zutritt bekamen. Hier schlossen sie mich in ihre Arme, um mir meine Zugehörigkeit zu demonstrieren. Beobachtet von dem Teil der Gesellschaft, der diese Szenerie mit anerkennendem Applaus untermalte. Kotz-Kopfkino. Normalerweise. Jetzt aber war ich stolz, in dieses romantische Bild zu passen. Vater, Mutter, Kind – und ich mittendrin.

»Wahnsinn, wie schnell so ein Traum Wirklichkeit werden kann«, sagte ich einmal abends zu Markus.

»Jo, damit konnte keiner rechnen«, antwortete er mit einem Satz, der auch gut zu unseren Anfängen passte.

Wir waren seit zwei Jahren zusammen und unser »Wir« hatte zunächst wie eine Freundschaft begonnen. Wir verstanden uns auf Anhieb und es war selbstverständlich, dass wir viel Zeit miteinander verbrachten.

Wir waren von Anfang an so vertraut, als würden wir uns schon ewig kennen, und verliebten uns stetig mehr ineinander.

Das erste Mal waren wir uns auf einer Party begegnet, nachdem ich eben erst von Hamburg nach Köln in eine WG gezogen war. Mein Mitbewohner feierte in der Kölsch-Kneipe »Päff« Geburtstag. Und zack – traf ich als Stadtneuling meinen zukünftigen Freund, noch bevor ich meine neue Adresse auswendig aufsagen konnte. Markus stand irgendwann neben mir und wir fingen an zu quatschen. Es fluppte sofort. Wir fanden uns spannend und warfen uns einige »Ahs!« und »Ohs!« im Wechsel zu. Später staunten wir, dass uns unser Rede-Flow so sehr verbunden hatte. Rein optisch wären wir wohl aneinander vorbeigelaufen, normalerweise standen wir beide auf schwarze Locken. Wir sind beide blond, also eigentlich, Markus trägt seit einigen Jahren Glatze. Obwohl wir dem anderen also anfangs nicht ins Beuteschema passten, wollten wir von diesem Tag an unsere Frühstücksbrötchen gemeinsam essen.

So schnell wir uns kennengelernt hatten, so schnell schmiedeten wir weitere Pläne. Nach eineinhalb Jahren zogen wir zusammen, ein Vierteljahr später setzte ich einvernehmlich die Pille ab. Wir wollten es drauf ankommen lassen und irgendwann eine Familie gründen.

Vier Monate ist das jetzt her und nun bin ich auf dem Weg in die Praxis zum nächsten Check.

»Ich wäre supergerne dabei, aber ausgerechnet heute, dieser Jobtermin …«

»Ich weiß«, bin ich Markus ins Wort gefallen, als ich ihm den Termin mitgeteilt habe, »ich ruf dich danach direkt an, beim nächsten Mal bist du dann wieder am Start.«

Ich bin in der zwölften Woche. Heute würde man schon einiges erkennen, hat meine Ärztin beim letzten Mal gesagt. Ich will ein neues Ultraschallbild, das pinne ich mir übers Bett. Das macht man so als werdende Mutti, habe ich ein paarmal auf Pinterest gesehen. Ich weiß auch schon, was es auf keinen Fall von mir geben wird: So ein behämmertes Foto, auf dem ich meine Finger auf meiner Babyplauze zum Herz forme. Niemals! Das ist das Arschgeweih der Mama-Szene. Keiner will's mehr sehen, aber es schwirrt doch tausendfach durchs Netz. Wenigstens kann man das nachträglich löschen.

»Die frohe Botschaft steht Ihnen! Nehmen Sie noch bitte kurz Platz«, werde ich von der Arzthelferin empfangen. Beeindruckend, sie erkennt mich sofort wieder. Okay, Wartezimmer, zweite Tür rechts. Eigentlich hasse ich es, zu warten. Heute aber freue ich mich auf ein ausgedehntes Vorspiel. Ich brauche Zeitschriften. Am besten 15, mit jeweils zwei Minuten Blätterzeit werde ich die halbe Stunde easy rumkriegen. Ich merke, wie mich eine alte Frau aus der Ecke fixiert, weil ich anfange, die Ausgaben von zwei Tischen zusammenzuraffen. Sie würde am liebsten mit dem Finger auf mich zeigen und ein *Die hat gehamstert!* loswerden. Es fragt sie nur grad keiner.

»Frau Diehl, bitte!« *Ernsthaft?* Ich bin erst auf Seite 12 der ersten Zeitschrift! Ich habe mich doch eben erst hingesetzt – das dauert doch sonst immer ewig.

Frau Dr. Bruck, meine Ärztin, studiert ihre letzten Notizen in meinem Mutterpass. »Gut«, bemerkt sie, »dann sehen wir uns das mal an.« Mit einer Handbewegung weist sie mir den Weg zum Gynäkologenstuhl. Ich muss mich erstmal darauf zurechtrücken.

Jedes Mal frage ich mich, ob es den eigentlich auch für meine Größe gibt. Ich meine, ich bin 160 cm groß, und Frau Dr. Bruck lotst mich jedes Mal so weit zu sich ran, dass ich schon fast vor ihrer Nase hänge. Und dann winkt sie nochmal, als würde sie mir beim Ausparken helfen. Fünf- oder sechsmal hab ich meinen Hintern jetzt weiter nach vorne gewuppt. Endlich scheint sie zufrieden zu sein und schaltet das Ultraschallgerät ein. Ich klebe meinen Blick auf den Monitor, denn ich will schließlich nichts verpassen. Frau Dr. Bruck fängt an, meinen Unterleib abzusuchen. Wie beim letzten Mal starre ich auf ein Bild, mit dem ich nichts anfangen kann. Für mich sieht es aus, als hätte jemand seine Essensreste im Topf abfotografiert. Klick, Aufnahme, danach einen Schwarz-Weiß-Filter und etwas Unschärfe drüber. Ich warte auf die Erklärung von Frau Dr. Bruck. Die rührt seit einer Weile in mir rum und sagt – nichts. Wie unangenehm. Ich zähle so lange die Sekunden auf der Bildschirmuhr.

»Frau Diehl …« Na endlich. Ich drehe mich zu ihr. Sie guckt anders, als würde sie mir ausweichen wollen. »Es tut mir furchtbar leid, aber ich kann keinen Herzschlag mehr finden.« Sie legt das Gerät zur Seite. »Ich kann nichts mehr sehen.«

Was? Ihre Worte ballern wie ein Faustschlag in meinen Magen. »WAS?«, wackelt meine Stimme hörbar nach.

»Tut mir leid«, wiederholt sie ihren Satz und legt ihre Hand kurz auf mein Knie. Ich bin völlig starr. Mit beiden Händen klammere ich mich an die Armlehnen, ich bin mir sicher, dass ich sonst runterfallen würde. Hektisch versucht mein Verstand, die Fakten wegzuschlagen. Panik rauscht durch meinen Körper, immer mehr sammelt sich davon in meinem Kopf. Der Druck reißt meine Augen auf, hämmert in Wellen gegen meine Schläfen. *Nein*, das kann nicht sein, *NEIN!!!* Meine Brust schnürt sich zu, wie durch einen Gürtel, den man immer enger zieht. *Verdammt, ich krieg keine Luft!* Ich schieße mich kerzengrade nach oben. *Setz dich aufrecht hin,*

Christina! In meiner Vorstellung muss die Luftröhre in einer Linie sein, weil der Atem sonst keine freie Bahn hat. Viermal einatmen, siebenmal ausatmen – das hat der Typ damals vor hundert Jahren in diesem Club gesagt, nachdem ich zweimal zu oft an einem Joint gezogen habe. Sieben Sekunden ausatmen? Dann ersticke ich! Wie ein aufrecht sitzender Karpfen schnappe ich nach Luft, ziehe viel zu viel davon bis zum Anschlag in meine Lunge.

Frau Dr. Bruck bewegt sich zurück in Richtung Schreibtisch. Ich checke nicht, was ich tun soll. *Kommt da noch was? WAS ZUR HÖLLE IST HIER LOS?* Sie liest offensichtlich meine Gedanken: »Ziehen Sie sich bitte an, ich erkläre Ihnen das gleich.« Sie klingt mitfühlend. Und routiniert. Ich glaube, ich kippe gleich um. Mir ist schwindelig. *Fokussiere dich auf die Yuccapalme, jetzt nur nicht durchdrehen.* Scheiße, die Palme dreht sich! Ich gleite vom Stuhl, setze einen Fuß nach dem anderen auf das Linoleum, als wäre es ein Teppich aus rohen Eiern. Umziehen, okay. In Zeitlupe peile ich die Umkleide in der anderen Ecke des Raumes an. Hinter dem Vorhang kämpfe ich mich wie paralysiert in meine Hose. Falsch rum. Wieso ist das Kackding auf links gedreht?

Meine Ärztin telefoniert: »Ja, Frau Diehl – sie braucht dann eine Überweisung.« Das Blut pumpt sich durch meine Adern, langsam schleiche ich zurück an den Tisch. »Es ist so«, setzt Frau Dr. Bruck nochmal an, »hin und wieder kommt es in der Natur vor, dass die Schwangerschaft vom Körper als nicht überlebensfähig erkannt und somit gestoppt wird. Wir sprechen dann von einer Fehlgeburt.«

Ich versuche, die Situation aufzudröseln: »Eine Fehlgeburt? Das kann doch nicht sein! Sind Sie sicher? Also, haben Sie wirklich genau geguckt?« Ich merke, dass ich kurz vorm Hyperventilieren bin.

»Ja, Frau Diehl, ich bin mir sicher«, antwortet sie, »im Krankenhaus wird man Ihnen das nochmal bestätigen.« Ich habe keinen Plan, wovon sie spricht. Hinter mir öffnet sich die Tür.

»Kommen Sie bitte!« Ich schrecke auf, die Arzthelferin gibt mir ein Signal, ihr nach draußen zu folgen. Hilfesuchend hefte ich mich am Blick von Frau Dr. Bruck fest. Die nickt nur.

Die Verzweiflung schlägt nun ungebremst bei mir ein. Während mir die Tränen in die Augen schießen, schiebt mich die Arzthelferin an der Patienten-Anmeldung vorbei in ein kleines Behandlungszimmer. »Setzen Sie sich erstmal hier rein und rufen Sie gerne Ihren Freund an«, sagt sie und schließt die Schiebetür.

Ich kann nicht mehr denken, mein Weinen ist zu laut: So kriege ich das nicht im Kopf sortiert! Zumindest atme ich wieder, das kommt vom Heulen. Das wirkt bei mir wie ein Druckluftventil – die Spannung ist danach weg. Dafür bin jetzt komplett im Arsch. Ich will liegen, mich einrollen. Also lege ich mich seitlich auf die Pritsche, mache mich klein. Hinter meinen geschlossenen Augen ducke ich mich unter die Lawine, die mit voller Wucht über mir hereinbricht. Die Trauer wiegt Zentner, ich kann mich kaum mehr bewegen. Nur widerwillig folgt mein Arm meinem Befehl, nach dem Handy in meiner Tasche zu suchen. Mühsam wähle ich Markus' Nummer.

»Na, wie geht's unserem Kleinen?«, nimmt der gut gelaunt das Gespräch an.

Mein Schluchzen bremst ihn aus: »Es ist was Schlimmes passiert!«

Ich warte auf Markus. Ich hasse es, zu warten! Jetzt erst bemerke ich die Karten an der Wand. Über und über ist das kleine Zimmer mit Danksagungen beklebt. Fotos unzähliger Babys samt Namen und Geburtsgewicht. Als Stichtag für die Geburt unseres Kindes war der 11. Februar ausgerechnet. An diesem Datum ist vor drei Jahren auch Luisa zur Welt gekommen. Das verkündeten die Eltern unter ihrem Bild, das vor mir an der Wand hängt. »Was für eine Scheiße«, murmele ich. Ich fühle mich umzingelt, überall rennt der blanke Horror auf mich zu. Aus allen Richtungen. Von himmelhoch jauchzend bis zu Tode betrübt, und das alles innerhalb eines 20-minütigen Arztbesuches.

Als Markus dann da ist und mich in den Arm nimmt, brandet mein Heulen nochmal auf. Er klärt für mich alle Formalitäten bezüglich der weiteren Behandlung. Ich muss ins Krankenhaus, die embryonalen Überreste sollen entfernt werden. »Das passt heute gut«, bemerkt die Arzthelferin, »Sie können gleich noch zur Voruntersuchung und kommen dann direkt morgen dran.«

In der Klinik angekommen, habe ich mich noch längst nicht beruhigt, kann nicht aufhören zu flennen. Die Oberärztin, die die anstehende OP mit mir bespricht, kommentiert meinen Weinkrampf lapidar: »Sie wissen aber schon, dass eine Fehlgeburt nicht so selten passiert?« Nein, weiß ich nicht. »Seien Sie froh, dass es überhaupt geklappt hat«, setzt sie noch einen drauf, »das würden sich andere wünschen.«

Abends im Bett ist mir schleierhaft, wie ich jemals wieder zufrieden einschlafen soll. Unser Achterbahn-Glückswaggon ist entgleist, keine Endorphin-Kicks mehr. Die Fahrt wurde von hundert auf null gestoppt. Die Nacht ist kurz, und ich schlafe höchstens drei bis vier Stunden.

Die OP am nächsten Tag ist früh angesetzt. Eine Schwester begleitet Markus und mich ein paar Schritte durch die Gynäkologische Abteilung des Krankenhauses, erklärt uns dann den restlichen Weg: »Rechts, direkt am Kreißsaal vorbei, da finden Sie das Wartezimmer.« Mit ein paar Frauen, die hier mit ihren Neugeborenen auf die Nachuntersuchung warten – das hat sie wohl vergessen zu erwähnen. »Ist das deren Ernst?«, flüstere ich Markus entsetzt zu, als wir uns zwischen zwei frischgebackene Mütter setzen. Ich bin zu niedergeschlagen, um laut zu protestieren. Und zu aufgeregt. Ich hatte noch nie eine Vollnarkose und habe furchtbare Angst vor dem Kontrollverlust. Und davor, danach nicht mehr aufzuwachen.

Der Anästhesist, der mir einige Zeit später die Spritze setzt, versucht mich zu beruhigen: »Der Eingriff ist Routine, nichts Besonderes, eher easy.«

Als ich aus der Narkose aufwache, begrüßt mich die Realität mit ihrer bösartigen Ausweglosigkeit. Und mit einem Baby, ich höre Kindergeschrei. Ach richtig, der Kreißsaal ist ja nur ein paar Räume weiter. Ich bin unendlich müde. Ich glaube, die Ärzte haben alles aus mir rausoperiert. Ich habe mich noch nie so leer gefühlt.

Lasst uns nicht darüber reden

Ich fand es schon immer geil, unter Leuten zu sein. Nichts war schöner, als jederzeit reichlich Freunde um mich herum zu haben. Genau das wurde am Ende meiner Hamburg-Zeit zum Problem. Mit Anfang dreißig war ich die Jüngste in meinem Kreis, meine Freundinnen und ich kannten uns aus Schulzeiten. Damals waren wir zwar in unterschiedlichen Klassen gewesen, hatten aber im gleichen Vorort gewohnt. Mittlerweile hatten wir uns überall in der Stadt verteilt. Jede arbeitete woanders, einige waren verheiratet und hatten Kinder. Wir waren acht Girls und hatten uns über die Jahre immer mehr auseinandergelebt – so wie in einer modernen Promi-Ehe. Wir schätzten uns zwar wie am ersten Tag, und wenn wir uns trafen, befeuerten wir uns mit den besten »Weißt-du-nochs« vergangener Zeiten. Wir trafen uns nur eben immer seltener. Leider.

Unsere unterschiedlichen Lebensmodelle hatten uns unflexibler gemacht und wir konnten nicht mehr einfach so mal bei der anderen vorbeischneien wie damals in der Nachbarschaft.

Bei mir war es vor allem mein Job, durch den ich mich hin und wieder in einer aufregenden Parallelwelt bewegte. Bis zu fünfmal im Jahr war ich für ein paar Wochen nicht zu Hause. Ich jettete mit einem Team in andere Länder, um die nächsten Modestrecken für mein Frauenmagazin zu produzieren. Im Sommer flogen wir oft nach Mallorca, im Winter fotografierten wir in Kapstadt oder

Miami. »Es ist wichtig, dass sich unsere Leserin in eine andere Welt träumen kann«, erklärte mir meine Chefin mal während eines Meetings. Für mich klang das plausibel, und so genoss ich fast zehn Jahre lang die beste Arbeitszeit meines Lebens. Als Ressortleiterin konnte ich mir aussuchen, mit welchen Fotografen, Visagisten und Assistenten ich auf Reisen gehen wollte. Die Trips fühlten sich deshalb oft wie Urlaub an. Die meisten meiner Arbeitskollegen waren mittlerweile zu engen Buddys geworden.

»Ihr seid wie ewige Berufsjugendliche«, bemerkte meine Schulfreundin Katja einmal. Ich fand das perfekt auf den Punkt gebracht: Wir arbeiteten an den schönsten Orten der Welt und bekamen auch noch Geld dafür. Fast jeden Tag schien die Sonne, abends dinierten wir in noblen Restaurants und checkten in den besten Hotels ein. Manchmal endete ein Arbeitstag sogar auf dem Dancefloor eines Clubs.

Mit 33 hatte ich mein Alter trotzdem fest im Blick. Mir war klar: Ich will auf jeden Fall Kinder! Es stand nur in den Sternen, wann und mit wem es so weit sein sollte. Mein Freund Ben und ich hatten uns gerade frisch getrennt. Ein Jahr bevor ich entschied, Hamburg zu verlassen. Warum unser Liebesrausch zu Ende ging, wussten wir nach unserer fünfjährigen Berg- und Talfahrt selbst nicht mehr so genau. »Du warst schon echt eine richtig große Liebe«, besiegelte Ben unser Schlussmach-Gespräch. Ich wusste, was er meinte. Und so waren wir uns zumindest einig, dass es nicht an unserer fehlenden Leidenschaft füreinander gescheitert war.

Die Kandidaten, die mir nach unserer Trennung auf dem Singlemarkt begegneten, brachte ich wiederum gar nicht erst mit der Idee von Nachwuchs in Verbindung. Bisher hatte ich nur lustig aufgemachte Artikel über Dating-Desaster in allen Varianten gelesen, nun sollte ich selbst Männer kennenlernen, deren Existenz ich nicht für möglich gehalten hätte. Es gab sie wirklich: die Typen, die mich durch stundenlange Selbstdarstellungen in den Halbschlaf quatschten, ohne mir auch nur eine einzige Frage zu stellen; oder den, der mir so detailverliebt von seiner Ex erzählte, dass ich ihr später selbst ein Dessous-Set in der richtigen Größe und in ihren Lieblingsfarben hätte besorgen können. Da ich bis zu diesem Zeitpunkt fast fortlaufend in Beziehungen gewesen war, kam ich auch zum ersten Mal in den Genuss eines One-Night-Stands. Wobei das Wort »Genuss« hier nicht deplatzierter hätte sein können. Roger, der sich *Rooschee* aussprach, kam aus der Schweiz und war ein klassischer Vorzeige-Hipster. Sein Styling sollte so aussehen, als hätte er sich morgens zufällig was Lässiges übergeworfen. Als Trend-Kenner konnte ich ihn allerdings leicht entlarven. Er hatte sein Outfit penibel ausgesucht und offensichtlich viel Geld dafür auf den Tisch gelegt. Sein Feingefühl für modische Details ließ mich auf eine verspielte Liebesnacht hoffen. In der Realität brauchte er nur ungefähr 20 Sekunden, bis er zu SEINEM Höhepunkt kam. Da er sich selbst darüber zu ärgern schien, entschied er sich, jede seiner Hüftbewegung laut zu kommentieren. Mit »Schäiße, Schäiße, Schäiße!« stöhnte er sich auf Schwyzerdütsch in sein Finale. Nach dieser *erst*maligen Erfahrung eines One-Night-Stands beschloss ich, diese auch als *ein*malig zu belassen. Es lag zwar außerhalb meiner Vorstellung, dass es noch unromantischer hätte kommen können, aber ich wollte es nicht darauf ankommen lassen.

Mit Zuversicht, dass die Chemie diesmal besser passen könnte, ging ich einige Zeit später in mein letztes Hamburg-Date. Wir saßen im schummrigen Licht eines Restaurants, als das harmonische Gespräch eine kuriose Wendung nahm: »Ein Bild von dir auf Facebook gefällt mir besonders gut«, gestand mir mein damaliger Dating-Partner.

»Ach ja?« Ich kramte in meinem Kopf, ob er durch irgendein Foto mit leichtem Sommeroutfit auf mich aufmerksam geworden war.

»Ja, das aus dem Skiurlaub«, erklärte er. »Ich stehe total auf Strick.«

Ich verstand das als eine beiläufige Bemerkung. Für ihn war das allerdings der Startschuss, sich immer mehr in seine erotischen Woll-Fantasien hineinzuschwärmen. Er erzählte mir von gestrickter Unterwäsche und dem Reiz, sich in übergroßen Wolldecken zu verfangen. Ich hatte noch nie von diesem Fetisch gehört und mir war diese offensichtlich harmlose Variante auch völlig egal. Ich wusste nur, dass ich seine Faszination für Pullis und Schals nicht nach seinen Vorstellungen teilen würde.

Die Tatsache, dass ich den Spaß an dieser Art Rendezvous verlor, wurde zum weiteren Puzzleteil meiner inneren Überzeugung. Zu der Enttäuschung über die immer rarer werdenden Mädelsabende entwickelte sich auch mein Traumjob in die falsche Richtung. Um eine finanzielle Schieflage auszugleichen, stellte der Verlag eine neue Chefredakteurin ein, die hart durchgreifen sollte. Als erste Amtshandlung reduzierte sie die Redaktion deshalb mal eben auf die Hälfte und verteilte die Arbeit der frisch Gekündigten auf uns Übriggebliebene. Für mich hieß das: reichlich Überstunden, immer mehr Druck und schlaflose Nächte. Als meine Lieblingskollegin Leonie dann noch ihren Job schmiss, um zu ihrer großen Liebe nach Dubai auszuwandern, stand auch für mich fest: Es war Zeit zu gehen!

Köln hatte ich mir aus einem einzigen Grund ausgesucht: sein Kumpel-Image. Ich hatte keinen besonderen Bezug zu der Rheinmetropole und hätte der Wunsch nach einem branchenähnlichen Job oben auf meiner Liste gestanden, wären Berlin oder München logischer gewesen. »Ich könnte mich da mal für Sie umhören«, bot mir meine damalige Chefin in unserem Abschlussgespräch an. Ich lehnte dankend ab, mir war die Suche nach unternehmungslustigen Leuten wichtiger. Mich interessierte mehr, was man sich karriereunabhängig über »Kölle« erzählte. Hier würde man schnell Anschluss finden, hieß es. Außerdem seien die Menschen dort viel offener und sie liebten die Geselligkeit, hörte ich oft.

In der neuen Heimat angekommen, stellte ich begeistert fest, dass diese Klischees stimmten. Litt ich vor Kurzem noch unter akutem sozialem Mangel, landete ich hier in einem ständigen Miteinander. Nach derselben Party, auf der ich auch Markus das erste Mal traf, gehörte ich über Nacht zu einer riesigen Clique aus Gleichaltrigen. Das funktionierte nach dem Prinzip: Lernst du mich kennen, sind meine Freunde automatisch deine. Ich liebte diese Einstellung. Und mochte auf Anhieb jeden. Der eine laut, die nächste kreativ und etwas verschroben, der dritte ein introvertierter Künstler – jeder war auf seine Weise besonders. Was für mich völlig neu war, waren Freundschaften zwischen Frauen und Männern. »Lass uns doch morgen mal im Café Fleur 'ne Runde quatschen« – was in Hamburg als astreine Anmache abgestempelt worden wäre, verstand mein neuer Kumpel Andi als simple Einladung zu einem unterhaltsamen Nachmittag.

Diesen unkomplizierten Umgang hatten alle aus der Gruppe im Gepäck. Sie waren unvoreingenommen, interessierten sich nicht für Bankkonten oder das, was man beruflich erreicht hatte. Für sie zählte allein die Sympathie. Und da wir die teilten, gehörte ich sofort dazu.

»Kommst du heute Abend?«, wurde ich oft gefragt.

»Gerne! Wer ist denn noch dabei?«

»Karla, Nicole, Andi, Julie – und jeder, der Bock hat. Ich schätze, wir werden so 15 Leute sein.« *15, unfassbar.*

Besonders zu Beginn, als ich noch in der WG wohnte, fühlte ich mich wie in alten Unizeiten. Mein Erspartes aus den letzten Jahren reichte aus, um erstmal kein Geld verdienen zu müssen. Ich chillte tagsüber im Park, abends feierten wir das Leben. Wir besuchten Festivals, kochten reihum füreinander, gingen tanzen. Als ich später wieder anfing zu arbeiten, wurden meine nächtlichen Ausflüge auf die Dancefloors zwar weniger, die geselligen Treffen in unseren großen Runden aber blieben. Mein Traum hatte sich erfüllt: Ich war Teil einer Crew, die wie eine Familie für mich war – für Einsamkeit gab es hier keinen Platz!

Und jetzt, zwei Jahre später, sollte ich mit meiner schlimmsten Erfahrung ALLEINE bleiben?

»Ich trage Ihnen den nächsten Termin ein, bis dahin empfehle ich Ihnen, noch nichts davon zu erzählen.« Ich erinnere mich an den genauen Wortlaut meiner Ärztin, als sie mir vor einer Weile zur Geheimhaltung der Schwangerschaft geraten hat.

»Warum?«, habe ich damals nachgehakt.

»Das ist so üblich«, entgegnete sie lächelnd. »Im Job geht das zunächst niemanden etwas an, und die Vorfreude im Umfeld darf ja auch ein wenig wachsen, oder?«

Alles klar, dachte ich damals und gab mich damit zufrieden. *Es war halt so üblich.* Was kratzte mich das, ich schwebte auf meiner Baby-Wolke sieben.

Seit meiner gestrigen OP ist nichts mehr übrig von diesem Hochgefühl. Nichts mehr mit high, alles nur noch down. Obwohl mir nach der Narkose noch rotzeübel gewesen war, hatte mich die Oberärztin schon zwei Stunden nach dem Eingriff nach Hause geschickt. Hier liege ich seitdem im Bett. Fast unbeweglich. Als hätte mich jemand an die Matratze festgetackert. Ich kenne mich nicht mehr. Das kann nicht ich sein. Vorgestern bin ich noch wie ein Heißluftballon in höchste Höhen aufgestiegen. Bin über allem geschwebt. Und, peinlich, habe auf die runtergeguckt, die noch nicht so weit waren. Ich hatte es ja geschafft. Schwanger sein. »Wowhooo«, sorry, aber dafür muss ich mir eben mal selbst eine hämische Grimasse schneiden. Ich schäme mich. Das kommt bestimmt davon, dass ich so übermütig gewesen bin. Wie überheblich, zu denken, dass mir das einfach zufliegt. Lächerlich! Ich möchte weg sein. Nicht verreisen, sondern ich meine: weg von mir. Elendig, wie ich hier durchhänge. Kann einem ja nur leidtun.

Ich probiere mal, mich auf die Seite zu drehen. Geht. Aber wozu? Markus hat mir das Laptop neben mein Kissen gelegt, falls ich nicht schlafe und eine Serie gucken will. Haha, schlafen. Dafür müsste erstmal Ruhe einkehren in meinem Schädel. Komplettes Durcheinander, jeder Gedanke will was. Ich könnte was nachschauen, irgendwas googeln. Der Bildschirm leuchtet grell auf, als ich ihn aufklappe. Ich kneife meine Augen zusammen. »Warum soll ich anfangs nicht über meine Schwangerschaft sprechen?«, tippe ich in das Suchfeld ein. Ich weiß, was ich jetzt finde. Und will es trotzdem genau wissen. Hier, eine Apotheken-Webseite: »Da es besonders in den ersten drei Monaten zu einem Abort (auch Fehlgeburt) kommen kann, ist es empfehlenswert, eine Schwangerschaft noch eine Weile für sich zu behalten.«

Aha. Das ist der Grund! Tatsächlich. Meine Augen füllen sich sofort wieder mit Tränen. *Und jetzt?* Dieses scheinbar ungeschriebene Gesetz des Schweigens soll ich also auch im Falle einer Fehlgeburt einhalten? Alter, wenn das so weitergeht, werde ich von meiner Trauer erdrückt! Was zur Hölle macht dieses Thema zu einem dermaßen indiskutablen Geheimnis? Bisher kennt nur meine Mutter die niederschmetternden News. Sie ist ja auch die Einzige, die von Anfang an in meine Schwangerschaft eingeweiht war. Sie war am Telefon total geschockt: »Oh nein, das ist ja schrecklich! Ich weiß gar nicht, was ich sagen soll! Das wird mir auf jeden Fall ein paar schlaflose Nächte bereiten. Um Gottes Willen …«

Ich konnte spüren, dass sie nach den richtigen Worten suchte und Tränen runterschluckte. Sie schien überfordert und erschlagen von der abrupten Kehrtwende, die sie nun doch nicht zur Oma machen sollte. Das löste bei mir den Reflex aus, plötzlich IHR zur Seite springen zu wollen: »Ist okay, Mama – das wird schon, mach dir keine zu großen Sorgen.«

Nach unserem Telefonat schwante mir: *Das könnte es sein; das Thema ist für andere vielleicht zu schwer zu verdauen. Nicht zu ertragen. Darf ich es deshalb niemandem zumuten?*

Auch die Tatsache, dass MIR noch nie jemand von einer Fehlgeburt erzählt hatte, ließ mich zwei weitere Dinge vermuten: Zum einen gäbe es demnach kaum Frauen, die einen solchen Verlust erlitten haben. Was bedeuten würde, dass mich die Oberärztin im Krankenhaus mit ihrer Bemerkung, dass »Fehlgeburten nicht so selten seien« nur beruhigen wollte. Die andere Theorie wäre, dass die wenigen Frauen, die eben doch eine erlebt haben, sich an die ominöse Verschwiegenheitsklausel hielten.

»Ich raffe das nicht«, murmele ich und klappe den Rechner zu. Wenn ich schon auf der Seite liege, kann ich mich vielleicht auch wieder bewegen. Ich gehe ins Wohnzimmer, schalte den Fernseher ein und lege mich zu Markus aufs Sofa. Fünf Meter gelaufen, hinlegen. Mehr geht echt nicht.

»Das kriegen wir zusammen hin«, flüstert mir Markus ins Ohr.

Er hat diese Gabe. Er nimmt Situationen so an, wie sie sind. Einfach so. Und ohne gegen sie zu kämpfen. Dafür üben sich andere jahrelang in spirituellen Praktiken, ich müsste dafür Minimum vierzig Jahre ins Kloster. Er hat diese Einstellung ganz natürlich im Blut. Er ist mein »Natur-Buddhist«. Wenn ich ihn anderen Leuten so beschreibe, weiß jeder sofort Bescheid. Als wäre das ein übliches Wortpaar, dessen Erklärung alle schon zigmal gelesen haben. Klar, er ist in den letzten Tagen auch traurig gewesen. Das habe ich bemerkt. Aber er ist schon beim Sich-Abfinden. Mit dem, was uns das Schicksal serviert hat. Und deshalb streichelt er jetzt meinen Kopf. So ist er. Das ist grade seine Prio, das Wichtigste bin ich.

Bis spätnachts glotzen wir irgendwelche Serien. Ich sehe nur die Münder der Schauspieler auf- und zuwackeln. Noch immer fliegt alles kreuz und quer durch meine Birne. Da ist null Platz, um die Dialoge auch nur ansatzweise zu kapieren.

Meine Krankschreibung meint, dass ich wieder am normalen Leben teilnehmen soll. Nach drei Tagen. Ich hatte nach der OP keine Schmerzen und ahne trotzdem, dass das Schlimmste noch kommt. Das ist heute Früh schon losgegangen: Jede routinierte Alltagshandlung verwandele ich seit dem Aufstehen in eine Vorher-Nach-her-Version des Grauens. Zuerst bin ich aufs Fahrrad gestiegen und dachte daran, wie ich mich noch vor Kurzem über das »Zu-zweit-Radeln« gefreut habe. Dann habe ich beim Bäcker in der Schlange gestanden und mich an meinen Vorsatz erinnert, in den kommen-den neun Monaten auf gute Ernährung zu achten. Jetzt ist es kurz vor neun, ich bin eben im Büro angekommen und mein Mindfuck hat bereits albtraumartige Ausmaße angenommen. Ich weiß nicht, wie viele Tränen ich schon runtergeschluckt habe. Eimerweise. Un-vorstellbar, wie ich in diesem Zustand arbeiten soll. Auf meinem Schreibtisch liegen die Unterlagen des Projekts, von dem ich über-zeugt war, es nicht mehr anrühren zu müssen. Ich kann schon wie-der nicht atmen, das ist alles, was gerade abgeht. Viermal einatmen, siebenmal ausatmen. Ach, das bringt doch nichts. Ich brauche Hil-fe! Markus hat heute ein wichtiges Meeting, meine Mutter will ich nicht nochmal belasten. Ich greife zum Hörer und wähle die Num-mer meiner alten Hamburger Freundin Katja. »Ach, scheiß doch drauf.« Ich warte, dass sie abnimmt.

»Christina, hey, wie läufts bei dir?« Gott sei Dank, sie ist da.

»Hi Katja, du, ich rufe an, weil was Schreckliches passiert ist. Hast du ein paar Minuten?«

»Klar.« Ich bilde mir ein, dass sie stehen geblieben ist. »Ich bin grade auf dem Weg zum Kindergarten, was ist denn los?«

»Ach, Mann ey, ich war schwanger und bin's jetzt nicht mehr. Ich hatte eine Fehlgeburt!«, erkläre ich ihr.

»Oh nein, Kacke!«, ist ihre prompte Antwort, »das tut mir so leid!«

»Ja, danke, und ich ruf halt an, weil ich gerade nicht weiß, was ich machen soll?! Ich kann nicht atmen!« Meine Stimme leiert.

»Okay, Christina, ich verstehe! Setz dich erstmal aufrecht hin. Und dann atmest du viermal ein und siebenmal aus.«

Scheiße. Das ist nicht die Lösung!

»Aber hör mal, ich habe zwar kaum jemandem davon erzählt, aber vielleicht hilft dir das: Zwischen Mia und Linus hatte ich auch eine Fehlgeburt.«

»Was?« Als hätte mich jemand in die Seite geboxt, schnelle ich von der Stuhllehne auf.

»Ja, das war schlimm, aber wie du siehst, hat es dann doch nochmal geklappt.«

»Oh, das hab' ich nicht gewusst ...«, stelle ich perplex fest.

»Nee, das weiß ja auch kaum jemand. Du, Christina, es tut mir leid, aber ich muss jetzt in den Kindergarten rein. Aber wenn du magst, können wir gerne mal in Ruhe telefonieren.«

Als wir uns verabschiedet und aufgelegt haben, wiederholt sich das Gespräch in meinem Kopf. Sie hat mir das nie erzählt. Bis heute! Sie hat ihre Fehlgeburt so selbstverständlich für sich behalten, dass ich mich nicht einmal getraut habe zu fragen, warum sie es mir verschwiegen hat. Das ist jetzt allerdings auch egal. Ich bekomme wieder Luft. Der erste Lichtblick seit Tagen: Nach ihren Fehlversuchen ist Linus auf die Welt gekommen!

Sogar die Nachuntersuchung, zu der ich noch am selben Nachmittag erscheinen soll, stelle ich mir nach diesem Newsflash nicht mehr ganz so grausam vor. Vielleicht ist meine Geschichte hier noch nicht zu Ende?

»Traurig, Frau Diehl, ich weiß. Manchmal klappt es eben erst beim zweiten Versuch, aber es ist schon mal ein gutes Zeichen, dass sie so fix schwanger geworden sind«, erklärt mir meine Ärztin später und befeuert damit meinen frisch gestärkten Willen, wieder nach vorne zu schauen. »Und glauben Sie mir: Das passiert häufiger, als Sie denken.« Das hat die Oberärztin im Krankenhaus auch gesagt. Ist also tatsächlich was dran.

»Probieren Sie mal Hormon-Yoga aus, das hilft manchen Frauen dabei, ihren Körper wieder ins Gleichgewicht zu bringen.«

Ich würde Frau Dr. Bruck nie davon erzählen, aber das Hormon-Yoga sollte später wirklich helfen. Allerdings nicht so, wie sie es mir erklärt hat. Ziel dieser Yogamethode ist es, den weiblichen Hormonhaushalt durch kräftiges Atmen zu regulieren. Und so sitze ich während meiner Probestunde inmitten von Frauen, die in lautem Sound und mit bitterernsten Mienen wie wild durcheinanderschnauben. Als die Lehrerin uns zusätzlich zum freien Tanz auffordert, um den Effekt noch zu verstärken, kann ich nicht anders: Ich finde den Anblick der hüpfenden Horde so beknackt, dass mir endlich mal wieder ein spontanes Lachen rausplatzt. Geil, Hauptsache, ich habe meine guten Vibes noch nicht verloren!

Nach dieser Auftaktstunde gehe ich nie wieder hin.

Aber natürlich will ich nichts unversucht lassen, um schnell wieder schwanger zu werden. Ich stehe wieder auf, bin bereit, den Kampf um mein Kind aufzunehmen. Ich halte mich an die wichtigsten Empfehlungen, die ich mir aus dem Internet zusammensammle. Für eine erneute, gesunde Schwangerschaft solle ich möglichst auf Kaffee, Alkohol, meine Haartönung und schweißtreibenden Sport verzichten, steht da. Zumindest endlich ein Grund, mich weniger bewegen zu müssen. Um den Körper ohne Anstrengung optimal auf ein Baby vorzubereiten, nehme ich täglich fünf verschiedene Vitaminpräparate ein. Ich steige sogar wochenlang nicht in die Badewanne, weil eine Userin aus einem Kinderwunschforum davon abrät. »Auch wenn der Test noch gar nichts anzeigt: Für eine gerade befruchtete Eizelle könnte das Wasser zu heiß sein«, schreibt sie. Obwohl mir dazu nicht mehr als ein »Nicht dein Ernst!« einfällt, halte ich mich eben auch daran.

Der positive Test, den ich vier Monate nach meiner ersten Schwangerschaft in den Händen halte, soll meine Disziplin belohnen. *Bumm!* – Markus und ich sind uns schnell einig: Diesmal wird alles gut gehen! Auch Frau Dr. Bruck ist da zuversichtlich: »Sehen

Sie, manchmal braucht es einen erneuten Anlauf. Das ist oft so und in sehr vielen Fällen klappt es dann beim zweiten Mal.« Das Spiel geht also von vorne los. Ich auf meinem gewohnten Höhenflug, unfassbar happy, dass es wieder so schnell funktioniert hat. Der einzige Unterschied zum letzten Mal ist diese krasse Angst, die mir immer wieder zuflüstert: *Bitte nicht noch mal so eine Enttäuschung!* Ich prüfe jedes Ziepen im Bauch, bleibe manchmal abrupt stehen, weil ich auf unterschwellige Schmerzen horche. Aber immer wieder beruhige ich mich mit meiner festen Überzeugung, dass ein nochmaliger Fehlversuch sehr unwahrscheinlich wäre. Auch bei Katja ist ja beim zweiten Mal ein Linus rausgekommen.

Ich glaube so fest daran, dass ich diesmal unbedingt einige Auserwählte in mein erneutes Schwangerschaftsgeheimnis einweihen möchte. Es ist kurz vor Silvester, Markus und ich haben einen Trip mit Freunden in die Berge geplant. Frau Dr. Bruck unterstützt meine Sportabstinenz und empfiehlt mir, auf das Skifahren zu verzichten. Anstatt eine wilde Story à la »Probleme mit dem Knöchel« zu erfinden, entscheiden Markus und ich deshalb, die mitreisenden Freunde über die News zu informieren. »Wahnsinn, wie cool!« Maike, die Freundin meines früheren Mitbewohners, fällt mir als Erste in die Arme. Und auch die Freude der Übrigen gleicht meiner ursprünglichen Vorstellung einer amtlichen Ausflipperei fast bis ins Detail. Von einer vorangegangenen Fehlgeburt erzähle ich nichts. Als würde ich selbst nichts mehr von dieser dunklen Episode wissen wollen. Längst habe ich mich wieder auf meine glückliche Zukunftsprognose eingespielt. Während Markus und die anderen morgens im Skibus Richtung Piste fahren, bleibe ich alleine auf der Hütte. Immer mit einem besonders guten Gefühl im Bauch – im doppelten Sinne.

Mein Kontrolltermin bei der Ärztin ist nach den Feiertagen angesetzt, direkt nach dem Wechsel in meine zehnte Schwangerschaftswoche. Nervös, aber mit festem Glaube an die positive Aussicht, steige ich wieder auf den Stuhl. Frau Dr. Bruck knipst das Ultraschallgerät an, beginnt mit ihrer Suche und sagt wie beim letzten Mal – nichts! Ich checke binnen Sekunden, was passiert. Nicht schon wieder! In der Hoffnung, mich so vor der nächsten Horrornachricht schützen zu können, komme ich meiner Ärztin zuvor: »Was ist?«, frage ich in die Stille. »Sehen Sie nichts?«

»Nein« ist ihre kurze Antwort.

Den Rest des Termins, den Weg ins Krankenhaus, die OP – das alles nehme ich nur noch verschwommen wahr. Ich habe kaum Kraft zu reden, die Verzweiflung erlaubt mir über Tage, nur noch flach zu atmen. Im Bett, auf dem Sofa, überall liege ich klein zusammengerollt und warte auf eine Erklärung für das Unfassbare.

Die Angst vor einem lebenslangen Schmerzgefängnis wird so übermächtig, dass ich mich irgendwann zum Weiterkämpfen zwingen muss. Nur nicht in diesem Stillstand gefangen bleiben! »Lass es uns nochmal versuchen«, offenbare ich Markus deshalb eines Morgens beim Frühstück. Der letzte Fehlversuch liegt gerade mal einen Monat zurück, es hat keinen Tag gegeben, an dem ich nicht geweint habe.

Markus legt sein Brötchen zurück auf den Teller: »Ach, ich weiß nicht, ich mache mir langsam Sorgen um dich.«

Ich überhöre ihn mit einem schnellen »Wir kriegen das schon hin!«. Es ist der gleiche Appell, mit dem er mir damals nach der ersten Fehlgeburt auf dem Sofa Mut zusprechen wollte. Mein Ausruf allerdings ist von Panik getrieben – ich will ihn, koste es, was es wolle, zum Mitmachen überreden. *Ich MUSS raus hier, raus aus diesem Zustand. Ich BRAUCHE dieses Kind, das uns glücklich machen wird! Skepsis steht mir dafür im Weg.*

»Vielleicht besorgen Sie sich mal eine Packung Ovulationstests«, hat uns Frau Dr. Bruck bei meiner diesmaligen OP-Nachsorge vorgeschlagen, »dann verlieren wir nicht noch mehr Zeit.« Autsch!

Damit hat sie meine Achillesverse getroffen: Mein Alter! Ich bin mittlerweile 38. Und jede schlaflose Nacht verbringe ich inzwischen mit ein und derselben Matheaufgabe. Immer und immer wieder rechne ich aus, wann das Kind zur Welt kommen würde, wenn ich nun diesen oder nächsten Monat oder in einem der darauffolgenden Zyklen schwanger werden würde. Mein unbedingtes Ziel ist es, noch mit 39 Mutter zu werden. Irgendwoher habe ich die feste Annahme, dass ich mit vierzig einen abschätzigen Gesellschaftsstempel aufgedrückt bekommen würde. Das will ich um jeden Preis verhindern und noch unbedingt zu den knappen, altersgerechten Schwangeren gehören. Außerdem habe ich oft gelesen, dass die Fruchtbarkeit mit vierzig rapide abnehmen würde. Ein runder Geburtstag als magische Grenze, die über Schwarz und Weiß entscheiden soll? Dieses Datum kommt von nun an wie ein Albtraum jede Nacht zu mir ins Bett gekrochen.

»Was ist ein Ovulationstest?«, habe ich Frau Dr. Bruck gefragt.

»Das sind Teststäbchen, die Ihnen den Eisprung auf den Tag genau anzeigen.«

Könnte ich ahnen, wie diese Drecksdinger binnen kürzester Zeit unser Sexleben killen, würden sie sicher nie in meinem Einkaufswagen landen. Ich tunke die sündhaft teuren Stäbchen täglich in Pipi, bis sie während meines Zyklus einen Smiley anzeigen: das Zeichen für den bevorstehenden Eisprung. Ist es dann so weit, gilt es, unmittelbar zu vögeln – Zeitpunkt oder Lust egal. Hauptsache: Smiley. An manchen Tagen machen wir uns trotzdem einen Spaß daraus. An anderen fühlt sich unser Sex-Date an, als würden wir uns schnell einen Automatenkaffee ziehen, weil die Zubereitung eines edlen Latte macchiato zu aufwändig gewesen wäre.

Ob es an den Stäbchen liegt, dass ich nach vier Monaten wieder schwanger bin? Wer weiß es schon. Wir wissen nur, dass wir das mit der Freude diesmal lieber bleiben lassen wollen. Und das ist – ich mache es kurz – sehr vorrauschauend. Denn als hätte das Schicksal nichts anderes in petto, passiert das Unglaubliche nochmal: Ich habe eine weitere Fehlgeburt – meine dritte!

Frau Dr. Bruck ist mit ihren Ratschlägen langsam am Ende. Bleibt nur noch die Psychotherapie. Trotz meiner merkwürdigen Erfahrung mit der kuriosen Yogastunde will ich es auf einen Versuch ankommen lassen. Ich brauche eine fähige Therapeutin, die mich auf dem Weg zur hoffentlich nächsten Schwangerschaft unterstützen soll. Jemanden, dem ich voll und ganz vertrauen kann. Frau Dr. Bruck empfiehlt mir Frau Willer, bei der ich schon zwei Wochen später einen Termin bekomme. Sie empfängt mich in ihrer kleinen Praxis im Süden der Stadt. Ich schätze sie ein wenig jünger als mich, trotzdem trägt sie einen komisch strengen Dutt. Mit einem kurzen Nicken fordert sie mich in meiner ersten Stunde zum Sprechen auf. *Okay, dann wollen wir mal,* denke ich, *bevor ich ansetze. Lass uns endlich darüber reden!*

Wer war das?

Acht vor fünf. Ich schaue auf die Uhr, in ein paar Minuten soll meine nächste Sitzung losgehen. Aber ich stecke in der Schlange bei der Post fest. Frau Willer ist das schon von mir gewohnt. Mittlerweile bin ich seit über einem Jahr bei ihr in therapeutischer Behandlung und komme meist erst auf den letzten Drücker. Wie so oft in letzter Zeit habe ich auch letzte Nacht kaum geschlafen. Ich komme dann morgens schwer raus, bin völlig gerädert und schaffe es nicht pünktlich zur Arbeit. Die Konsequenz: Der Feierabend verschiebt sich nach hinten und ich hetze von einem Termin zum nächsten.

Nervös wippe ich von einem Fuß auf den anderen. *Mann, was macht die denn?!* Als hätte mich die Frau vor mir gehört, dreht sie sich kurz zu mir um. Ich kann kein schlechtes Gewissen aus ihrem Blick lesen. *Was glotzt du jetzt noch so doof?*, frage ich still in ihre Richtung – *bist du zu bescheuert zum Bezahlen?* Markus hat mich heute Morgen darum gebeten, ein wichtiges Firmenpäckchen bei der Post abzugeben. Er würde den ganzen Tag in Meetings sitzen und nicht selbst dazu kommen. »Mach ich«, habe ich ihm versprochen, das würde ich auf dem Weg zur Therapeutin locker erledigen können. Die Frau, die gerade am Schalter umständlich nach ihrem Kleingeld kramt, nervt mich tausendmal mehr als die Sekunden, die meine Uhr runterzählt. Ich kann auf die Entfernung nicht hören, was sie zu dem Postmitarbeiter sagt. Es muss etwas Lustiges sein, denn jetzt lachen beide wie über einen gut gelungenen Witz. Ich raste gleich aus! Ich kenne sie noch, die Zeiten, in denen ich morgens ausgeschlafen und gut gelaunt aufgewacht bin. Das kommt mir allerdings ewig lang her vor. Seit ein paar Wochen steige ich mit nur einem übermächtigen Gefühl aus dem Bett: Wut!

Ich bin sauer auf den Radiomoderator, dessen Singsang in der Stimme mir direkt nach dem Aufstehen auf den Zeiger geht. Mich bringt der Nachbar zur Weißglut, über dessen Einkäufe ich im Hausflur steigen muss – sein freundliches »Guten Morgen« kann er sich sonst wohin stecken. Am Fahrradständer angekommen, fluche ich über den Blumenkübel, weil ich beim Ausparken mit den Pedalen an ihm hängen bleibe. Nicht nur an diesem Morgen habe ich mich mit einem lauten »Fuck!« in den Tag geschimpft. Ich bin wütend auf Frau Dr. Bruck, die mir nicht helfen kann. Es macht mich rasend, dass meine Anstrengung nicht belohnt wird. Mich nerven die Frauen, die einfach so schwanger werden. Und ich hasse die, die sich noch nicht mal darüber freuen!

Und nun rege ich mich halt über diese Frau auf, weil sie mit ihrem dicken Hintern meinen Platz am Postschalter blockiert: *Ey, die Frisur, wie so'n explodierter Pinscher. Und die Fingernägel. A-sozial! Geh nach Hause in deine schäbige Bude, in der keiner auf dich wartet.* Ich bin wütend auf alles und jeden, vor allem aber auf das Schicksal, von dem ich mich verlassen fühle.

Als ich der Post endlich entkommen bin, begrüßt mich Frau Willer wie jedes Mal mit diesem laschen Händedruck. Nervt mich ehrlich gesagt auch. Bei meinen gigantischen Problemen sollte sie schon fest zupacken können. Wir setzen uns. Sie nickt.

»Tja, was soll ich groß sagen«, beginne ich. »Der Tag heute war genauso lahm wie gestern. Die Arbeit geht mir auf den Sack und die Leute auf der Straße sowieso.«

Frau Willer schaut mich an. Dann notiert sie was.

Was schreibt die denn jetzt auf?, frage ich mich. *Patientin nicht mehr ganz dicht? Ab wann denken wir über Tabletten nach?*

Sie hebt wieder ihren Blick: »Frau Diehl, Sie haben viel mitgemacht in den letzten Monaten. Vielleicht mehr, als Sie momentan aushalten können. Wut ist ein heftiges Gefühl, wissen Sie? Aber es kann vor Schmerz schützen. In Ihrem Fall verstehe ich das sehr gut, aber auf Dauer vergiften Sie sich damit leider selbst.«

Ich schaue sie an. Darauf war ich nicht gefasst – es kommt selten vor, dass Frau Willer mir etwas erklärt. Normalerweise will sie mich ohne ihr Zutun auf die richtige Fährte bringen. Ich ahne deshalb, dass es ihr sehr ernst ist. Und dass sie recht haben könnte. Unter meiner Wut spüre ich seit Langem einen bodenlosen Abgrund, den ich nicht freilegen will. Bis hierhin hatte ich viel getrauert. Und mich doch immer gezwungen, die Verluste biologisch zu betrachten. Mein Kopf will das weiterhin, meine Seele macht da scheinbar nicht mehr mit. Aber was soll ich tun? Diese überwältigende Verzweiflung hereinbitten, die mit aller Wucht bei mir anklopft? Unvorstellbar! Mein Schmerz ist jetzt schon unaushaltbar. Da bleibe ich lieber bei meinem unbändigen Zorn.

»Denken Sie, dass Sie etwas falsch gemacht haben? Fühlen Sie sich für die Verluste Ihrer Kinder schuldig?«, setzt sie erneut an.

»Ich?«, spucke ich verächtlich aus. »NÄ!«

»Auf wen sind Sie dann so wütend?« Frau Willer guckt mir genau in die Augen.

»Pff, keine Ahnung«, poltere ich. »Auf so viele dumme Menschen da draußen? Den lieben Gott? Meinen Ex?«

»Ihren Ex?«, hakt sie nach.

»Ja. Ich hätte vielleicht längst durch sein können mit dem Thema. Jetzt bin ich zu alt und die Zeit läuft mir weg!«

»Ich verstehe«, Frau Willer legt ihren Block zur Seite. »Erzählen Sie mir von ihm, wann und wo haben Sie sich damals kennengelernt?«

Ich stutze. Ich verstehe nicht, was jetzt an dieser Story interessant sein soll. Aber gut, meine aktuellen Sorgen haben wir oft genug durchgewälzt.

»Ben und ich haben uns auf Gran Canaria kennengelernt, genau genommen schon am Flughafen in Hamburg. Ich war damals 29, er 31«, plaudere ich drauflos und steige jetzt richtig in die Geschichte ein. Ich erkläre Frau Willer, dass ich für Ben meinen Freund Olli verlassen habe, der sich gerade zum Heiraten bereit gemacht hatte. Mit Olli war ich drei Jahre zusammen und es lief alles normal. Und normal war mir damals zu wenig. Ich erinnere mich noch sehr gut an unseren letzten Urlaub an der Ostsee. Olli und ich saßen in zwei Campingstühlen, jeder las sein Buch. Ich schaute aus meinem hoch, als ein Pärchen bestens gelaunt aus einem Mustang stieg. Er durchtrainiert und an den richtigen Stellen tätowiert, sie vorgebräunt und im knappen Neon-Bikini. Lachend bauten die beiden ihr Zelt auf, das kaum größer als ein Badehandtuch war. Zwischendurch machten sie immer wieder kurze Pausen, um zu knutschen und sich gegenseitig neckisch zu schubsen. Ich schaute zu Olli rüber, der während seiner Lektüre geistesabwesend in seinem Bart rumpulte. *Ich muss raus aus dieser Beziehung*, schoss es mir durch den Kopf, und ich wunderte mich, dass mir dieser Geistesblitz erst jetzt gekommen war. *Keine Ahnung, wie und wann, nur raus.* Olli schaute kurz hoch, rückte seinen Tropenhut zurecht und tippte auf seine Armbanduhr: »Gleich 18 Uhr, Schatz, sollen wir das Essen vorbereiten?«

Ich war heilfroh, dass ich nach unserem Urlaub direkt beruflich auf Reisen gehen musste. Ich hatte es bisher nicht fertiggebracht, Olli den Laufpass zu geben. Der Trip würde mir Zeit verschaffen, und ich könnte noch eine Weile den Kopf in den Sand stecken. Die nötigen Strände würde ich vor Ort finden – es waren zwei Wochen Gran Canaria für Fotoaufnahmen einer Sommerkollektion geplant. Ben fiel mir direkt am Flughafen auf. Ich zog mit meiner Assistentin Leonie die schweren Koffer durch den Gang, als er uns entgegenkam. Er trug ein Cap, das ihm wie zufällig schief auf dem Kopf saß. Darunter lugten schwarze Locken hervor und sein Gesicht hatte durch einen gleichmäßigen Dreitagebart etwas Markantes. Seine Jeans hing ihm tief im Schritt und wurde von einem Gürtel mit silberner Anker-Schnalle gehalten. Das schmal geschnittene T-Shirt verriet, dass sein Oberkörper definiert und drahtig war. Er bemerkte uns nicht. Er wirkte auf mich, als bräuchte er nichts und niemanden, um in diesem Moment so lässig durch die Flughafenhalle zu schlendern. Ich fand das toll. Männer wie er symbolisierten in meinen Augen eine faszinierende Unabhängigkeit. Auch Leonie entdeckte offensichtlich etwas Besonderes an ihm: »Stell dir mal vor, der würde mit uns auf Reisen gehen«, kicherte sie.

Er ging mit uns auf Reisen. Er war der neue Assistent von Frank, dem Fotografen, der viele Shootings für uns machte. Nach ein paar Tagen fand er mich auch interessant. Und so schlichen wir zwei Wochen umeinander herum. Wie zwei balzende Paradiesvögel präsentierten wir uns im besten Licht.

Am letzten Abend gingen wir mit dem gesamten Team aus. Ben und ich tranken uns Mut an. Einer musste doch mal aussprechen, was nicht mehr zu übersehen war. Um 4 Uhr morgens brachte uns ein Taxi zurück ins Hotel. Da keiner sich traute, unsere Anziehung direkt anzusprechen, verschwanden wir schließlich jeder für sich auf seinem Zimmer. Ich war gerade dabei, mich auszuziehen, als mein Zimmertelefon klingelte.

»Hallo?«

»Ich bin's.« Ben hatte eine sehr tiefe Stimme, das gefiel mir.

»Ja?«

»Willst du noch auf ein Bier rüberkommen?« Und dann der Satz, den ich nie vergessen werde: »Ich musste dich jetzt einfach nochmal anrufen. Sonst hätte ich das womöglich mein ganzes Leben lang bereut.«

»Das ist ja sehr romantisch«, unterbricht mich Frau Willer.

»Na ja«, fahre ich fort, »alles, was er kurze Zeit später bereute, war, dass er seine Freundin verlassen hat, weswegen er fürchterliche Schuldgefühle hatte.«

Und er bereute, dass er nicht schon längst mal Single gewesen und für eine Weile nach Spanien gegangen war.

Trotzdem waren wir zu diesem Zeitpunkt rasend ineinander verliebt, und ich wollte, dass er seinen Wunsch noch irgendwie dazwischenschob, damit er später nichts vermissen würde. Gemeinsam fuhren wir deshalb mit seinem Ford Granada bis nach Tarifa. Ich blieb für drei Wochen und zählte darauf, dass Ben sich anschließend mit mir sesshaft machen würde. Er wollte ein halbes Jahr bleiben, in meiner Vorstellung hatte ich alles für danach vorbereitet: Meine Wohnung wäre groß genug für uns beide, ja sogar groß genug für uns drei, also für uns mit unserem Kind.

Doch Ben entwickelte in der Zwischenzeit andere Pläne. Er machte am Telefon mit mir Schluss. Und zog zurück zu seiner Ex-freundin, die seine Sachen eingelagert hatte. Nur ein paar Wochen später stand er plötzlich wieder reumütig vor meiner Tür, diesmal mit einer dicken Portion Zukunftsvisionen im Gepäck. Die Kurzfassung: Wir spielten das On-off-Game ganze fünf Jahre. Und konnten uns nicht loslassen. Unsere Liebe flammte immer wieder wie wild auf, meist zeitversetzt. Mal begehrte der eine mehr, dann wieder der andere. Oft verzweifelten wir an unserer Unfähigkeit, miteinander zu kommunizieren, und kompensierten unser Schweigen durch rauschenden Sex. So tauschten wir lange unser wortloses Verlangen, fanden aber nie einen beständigen, gemeinsamen Nenner. Wo hätten wir in diesem Chaos noch ein Kind unterbringen sollen? Am Ende waren wir völlig erledigt. Von unserer Ungleichheit und den Versuchen, das zu ändern.

»Der hat mir die besten Jahre geklaut«, versuche ich nun vier Jahre nach der Trennung auch meine Therapeutin davon zu überzeugen. Eigenartig. Als ich den Satz laut ausspreche, merke ich, wie bescheuert er klingt. Als wäre ich nicht mehr handlungsfähig gewesen. Und mein Ex an allem schuld. Dabei frage ich mich gerade, wer von uns eigentlich der größere Liebesmessie gewesen ist. Haben wir die Probleme vielleicht doch gemeinsam aufgestapelt und uns anschließend zum akribischen Ausmisten verdonnert? Vielleicht war es genau dieser Kampf, der unsere Beziehung so aufregend gemacht hat. Und am Ende fanden wir in dieser Unordnung die Nägel nicht mehr, mit denen wir eigentlich Köpfe machen wollten. Mir ist der Satz plötzlich fürchterlich peinlich.

»Ach, vergessen Sie's«, schiebe ich schnell hinterher. »Ist ja lange her.«

»Ja, und trotzdem kann es eine Enttäuschung sein«, ergänzt Frau Willer. »Und es fühlt sich manchmal besser an, wenn man jemanden für seinen Schmerz verantwortlich macht.«

Jetzt hat sie mich! Eigentlich wollte ich Frau Willer ja schon in die Klugscheißer-Schublade stecken. Aber verdammt – sie liegt damit absolut richtig. Niemand kann etwas dafür! Diese verschissenen Fehlgeburten sind einfach so passiert.

»Okay«, sage ich deshalb, »aber was soll ich denn jetzt tun?«

»Seien Sie nett zu sich. Sorgen Sie für sich. Trösten Sie sich. Schicksale wie das Ihre bleiben unbegreiflich. Aber Sie sollten sich nicht zusätzlich dafür bestrafen. Lassen Sie uns besser mal schauen, wie Sie endlich wieder zur Ruhe kommen. Ich möchte Ihnen wirklich eines ganz dringend empfehlen, das bei vielen Patienten wahre Wunder bewirkt hat: Meditation! Könnten Sie sich das vorstellen?«

»Eigentlich nicht«, erwidere ich, »aber ich kann es ja mal probieren.«

Ticktack, Ticktack

Dieser Druck! Wahnsinn. Ich habe sowas noch nie erlebt. Wenn ich nicht jeden Tag ein wenig davon wegheulen würde, wäre ich sicher schon explodiert.

Meine Trauer frisst mich jeden Tag ein bisschen mehr auf. Und wie durch eine sperrangelweit aufstehende Hintertür verabschiedet sich Stück für Stück mein über die Jahre angesammelter Selbstwert. Vielleicht ist da in meiner Kindheit was zu kurz gekommen? Zumindest fragt Frau Willer ständig, warum ich so versessen auf Anerkennung von anderen bin und ob ich von meinen Eltern früher genügend Aufmerksamkeit bekommen habe. Ich weiche dieser Frage gerne aus. »Ich denke, ich bin normal aufgewachsen«, antworte ich ihr dann. Innerhalb eines zur damaligen Zeit üblichen Rollenbildes. Mein Vater ist arbeiten gegangen, meine Mutter mit meinem drei Jahre älteren Bruder und mir zu Hause geblieben.

Da Frau Willer nie viel aus mir rausbekommt, wiederholt sie ihre Frage regelmäßig. Ich nehme an, dass die Untersuchung einer frühkindlichen Erfahrung sehr wichtig ist. Sonst würde sie nicht immer wieder nachbohren. Ich mag dieses Aufschrauben vergangener Zeiten nicht und habe deshalb keine Ahnung, ob hier ein Grundstein für meine späteren Macken gelegt worden ist. Fakt ist, dass ich Erfolg mit Kampf gleichsetze. Schon immer. Ohne Fleiß kein Preis. Das gilt für den Job genauso wie für die Liebe. Zu dieser Überzeugung könnte ich jederzeit eine Palette passender Sprüche abrufen: *Umsonst ist der Tod.* Oder: *Erst die Arbeit, dann das Ver-*

gnügen. Oder ein all-time classic, der die gleiche Botschaft simpler verpackt: *Hinten kackt die Ente!* Und sobald ich einen Fight beginne, will ich ihn gewinnen. Um jeden Preis! Dafür stelle ich mich jeder Herausforderung und nehme gehorsam jede Hürde. Solange ich noch nicht am Ziel bin oder womöglich sogar falle, heißt das: Steh auf, Christina – work harder!

In meinen Augen hat mein Körper versagt. Er war bisher nicht in der Lage, eine eigentlich simple neunmonatige Challenge zu bestehen. Für die sich viele noch nicht mal groß anstrengen müssen und sie stattdessen sogar auf einer Arschbacke absitzen. Aber nein: Mein leistungsarmer Body schmeißt schon nach wenigen Metern hin. Erbärmlich. Und schwach! Ich schaffe es nicht, meinem Freund ein Kind zu schenken. Meinen Eltern ein Enkelkind. Ganz sicher habe ich noch nicht alles gegeben. Oder etwas übersehen. Eine Anweisung, die für alle anderen sonnenklar ist und für die ich nur zu blöd bin, um sie zu checken. Sowas wie: länger liegen, diesen Tee nicht trinken, nicht zu schnell bewegen. Was auch immer es ist, ich muss es herausfinden. Die Aussicht auf ein kinderloses Leben bringt für mich nämlich nicht nur den Verzicht auf Nachwuchs mit sich, sondern auch den lebenslangen Loser-Stempel auf der Stirn.

Gut, ich habe zwar schon einiges im Leben erreicht. Mit 31 wurde ich zur jüngsten Moderessortleiterin, die jemals für diese Stelle innerhalb der Frauenzeitschrift befördert worden ist. Außerdem habe ich mittlerweile eine Menge Erspartes zur Seite gelegt und in krisensichere ETFs investiert. Und ich habe mit nur einer Reisetasche die Stadt gewechselt, um mühelos in der neuen Heimat Fuß zu fassen. Trotzdem: Die aus gesellschaftlicher Sicht wichtigste Aufgabe einer Frau konnte ich bisher nicht erfüllen. Ich habe das große Ziel nicht erreicht, bin gescheitert – da bin ich wie gewohnt streng zu mir. Und in diesem Punkt muss ich jetzt besonders erbarmungslos auf mich einprügeln. Sonst wird das eh nichts mehr.

Und dabei war ich doch sonst immer stark genug, einen vermeintlich zu hohen Berg zu bezwingen. Irgendwie, und sei es mit letzter Kraft, bin ich bisher auf jedem Gipfel angekommen. Falls nicht, habe ich eben die Richtung geändert.

Klar, diese Art der radikalen Weichenstellung konnte auch mal wehtun. Mein Umzug von Hamburg nach Köln ist das beste Beispiel dafür. Es ging nicht mehr weiter, nicht im Job und nicht mit Ben. Und anstatt in meinem Elend zu stagnieren, habe ich meine Sachen gepackt und bin abgehauen. Das war aufregend und hat sich gelohnt, aber ich habe dafür auch viel zurückgelassen. Meine Freunde in Hamburg zum Beispiel, die habe ich seit dem Umzug immer weniger gesehen. Jetzt muss ich vier Stunden lang Zug fahren, um sie überhaupt mal wieder zu treffen. Oder meine Mutter, die in Hamburg direkt ums Eck gewohnt hat.

Aber ganz egal, wie schwer mir mancher Richtungswechsel gefallen ist: Bis hierhin habe ICH die Regie über mein Leben geführt. Das ist plötzlich anders. Ich stecke fest. Und stehe zum ersten Mal in meinem Leben vor einer Situation, die ich nicht ändern kann. Die mir unkontrollierbar aus dem Ruder läuft. Klar hätte ich die Wahl, den Kinderwunsch aufzugeben. Aber diesmal ist die Konsequenz viel zu groß, zu elementar. Ein *Irgendwann* wäre zu spät, aufschieben keine Option. Hier muss ich nun alles geben bis zum Gipfelsturm. Wenn ich diesem Kampf den Rücken zudrehe, war's das! Dann heißt es: kein Kind! Für alle Zeiten und unwiderruflich. Das packe ich nicht. Ich muss hier irgendwie weiter …

»Mit dir ist eh alles super, ob nun mit oder ohne Hosenscheißer.« Markus kommt mit einer Wärmflasche unterm Arm zurück ins Bett, weil ich mal wieder nicht schlafen kann. Neben meiner üblichen Rechenaufgabe hält mein Schädel heute noch mehr für mich parat: *Ich werde im Alter ganz alleine sein. Gestern kam mir meine Nachbarin hochschwanger entgegen. Karo aus meiner damaligen Klas-*

se hat heute ein Baby, obwohl sie sich als 14-Jährige nach dem Essen den Finger in den Hals gesteckt hat. Alle haben Kinder, nur ich nicht! TICKTACK!

Markus legt sich neben mich und ich ahne, dass er eine Weile mit mir wachliegen will. Er sieht müde aus.

»Wir könnten morgen raften gehen.« Markus plant in solchen Nächten Dinge, die man nur ohne Baby machen kann.

»Mhm, klar, in Köln.« Ich muss lachen.

»Okay, dann gehen wir in die Spielhalle an der Ecke und werfen unser Monatsgehalt in den einarmigen Banditen, bis er das Doppelte ausspuckt.«

»Topidee – wenn ich morgen nicht arbeiten müsste …« Ich drehe mich unter der Decke zu ihm hin.

»Jetzt versuchst du das erstmal mit dem Meditieren. Bin gespannt, wie du als Flummi auch nur eine Minute stillsitzen willst«, witzelt er.

»Haha!«, steige ich ein. »Ich werde der Oberprofistillhocker! Wart's ab!«

Am nächsten Tag frage ich meine Freundin Mona, wie ich das Meditieren lernen kann. »Na, mit mir«, antwortet die, »ich will nächstes Wochenende zu einem Achtsamkeits-Retreat, kommst du mit?«

Achtsamkeit, ist klar …

Sie erklärt mir, was Achtsamkeit heißt: »Im Hier und Jetzt sein.« Und zwar nicht nur körperlich, sondern auch mental. *Aha*, denke ich und bin nicht sicher, ob ich nicht jetzt schon einen Vorteil raushören sollte. Ehrlich gesagt, verstehe ich bisher nur Bahnhof.

»Lass es doch einfach mal drauf ankommen.« Mona kennt mich und wittert meine Unentschlossenheit. »Wenn es nichts für dich ist, hast du auch nichts verloren!« Das wiederum überzeugt mich.

»Okay, bin dabei!«

Mona weiß eine Menge über Yoga und Meditation. Aber das ist

natürlich nicht der Grund, warum gerade wir zwei uns einander aus dem Freundeskreis als Seelenverwandte rausgepickt haben. Wir kennen uns seit etwa zwei Jahren, und zwar über Daniel aus der Clique, mit dem Mona zusammen war. Der ist zwar mittlerweile Geschichte, unsere Connection allerdings nicht. Ganz im Gegenteil: Bei uns war es die Freundschafts-Liebe auf den ersten Blick. Wir lachten über die gleichen Witze, liebten das Analysieren von emotionalen Schwankungen und teilten alles zwischen Happy und am Boden zerstört. Die Trennung von Daniel hatten wir gemeinsam gemeistert und ihn anschließend in den Wind geschossen. Seitdem wissen wir, dass wir füreinander da sind, und erzählen uns alles. Sie weiß deshalb auch von meinen Fehlgeburten. Nachdem ich meiner Mutter und Katja davon berichtet hatte, habe ich sie ebenfalls eingeweiht. Sie hat mich damals in den Arm genommen: »Oh, das tut mir leid, das muss unfassbar wehtun. Ich kann mich da allerdings nur bedingt reinfühlen, ich mach mir halt nichts aus Kindern!« Ich wusste, dass Nachwuchs nicht zu Monas dringlichstem Wunsch gehörte – ihre Eindeutigkeit erstaunte mich trotzdem. *Wie war es möglich, dass ich einem Kind so hinterherjagte, während sie keinen Gedanken daran verschwendete? War ein Baby nicht für jede Frau das Sinnbild für Glück?* Mona belehrte mich eines Besseren und gab mir auf besondere Weise zu denken.

Um Punkt 16 Uhr biegt Mona am darauffolgenden Freitag mit ihrem riesigen Bulli in unsere Straße ein. So, wie ich oft Männer für ihr freies Denken bewundere, gefällt mir diese Eigenschaft auch an ihr. Sie schert sich wenig darum, was angeblich geht oder nicht geht, und hat sich deshalb diesen mattschwarzen Bus gekauft, bei dem sie kaum übers Lenkrad gucken kann. Trotz ihrer Unabhängigkeit ist sie allerdings keine Mogelpackung. Im Gegensatz zu einigen meiner früheren, zum Teil auch männlichen Wegbegleiter, kann ich mich zu hundert Prozent auf sie verlassen.

»Steig ein«, ruft sie mir aus dem offenen Fenster entgegen, noch bevor sie auf die Bremse tritt. Ich muss mich an der Lehne hochziehen, damit ich auf den Sitz klettern kann.

»Na, dann lass uns mal 'ne Runde entspannen fahren«, sage ich zu ihr und drehe das Radio lauter.

»Versprich mir eins«, schreit Mona dagegen an. »Du lässt dich nicht von esoterischen Freaks abschrecken!«

Ich weiß, worauf sie anspielt. Für mich ist diese Yoga- und Meditationswelt eine völlig neue. Und ich mache mich gerne darüber lustig, wenn Mona spirituelles Zeug über Facebook teilt.

»Deal!«, verspreche ich ihr.

Als wir auf das Gelände des Yogazentrums fahren, wird mir schnell klar, wie schwer das Versprechen einzuhalten sein wird. Es haben sich fünfzig, vielleicht sogar hundert Teilnehmer vor dem Hauptgebäude versammelt, viele in wallenden Gewändern und mit langen Holzketten behängt. »Hast Du *The Leftovers* auf Netflix gesehen?«, frage ich Mona, die gerade zwischen zwei Autos einparkt.

»Christina!«, ermahnt sie mich lachend, »ich will nichts hören!«

Okay, ich sage nichts mehr. Aber denken darf ich es trotzdem: *Die sehen aus wie diese Sekten-Heinis aus der Serie.* Während der gesamten Staffel steckten die in weißen Kitteln, durften nicht sprechen, dafür aber Kette rauchen. Bin gespannt, wann sich hier der Erste 'ne Kippe ansteckt.

»Alk und Zigaretten sind hier übrigens verboten«, grätscht Mona zwischen meine Gedanken.

»Aha!«, werfe ich ihr amüsiert entgegen, »du hast die Serie also auch gesehen!«

Sie ignoriert meinen Kommentar grinsend und schließt den Bulli ab. »Komm, wir gehen erstmal rein und suchen uns ein paar Kurse aus.«

»Dein Tag in Stille.« »Sein durch Atmen.« »In Frieden mit Dir.«

– Ich bin völlig überfordert von dem Programm, das uns die Frau an der Rezeption auf den Tresen legt. »Wir gehen auf jeden Fall zu Ajala, die ist eine Koryphäe in Sachen Meditation und grad aus Indien zu Gast. Besser kannst du nicht in das Thema einsteigen«, erklärt Mona.

»Wenn du das sagst«, lächele ich sie an und kreuze den Kurs auf dem Zettel an.

»Gut, und ansonsten nimm einfach das, was dich anspricht.«

Ich setze einen Haken hinter den Punkt, von dem ich mir am meisten Hilfe verspreche: *Ganzheitliche Selbstheilung* – hurra, die nehme ich im Vorratspack!

Meine Selbstheilungssitzung beginnt am nächsten Morgen um 9 Uhr. Ich bin in der Nacht gefühlt hundert Mal aufgewacht und noch reichlich nebelig im Kopf. Meine Füße steigen in die Leggings, und ich streife mein Sweatshirt über. Mona ist schon früh aus dem Bulli geschlichen, sie wollte ihren Tag mit einer Morgenmeditation starten. Ihr Handy hat sie auf dem Kopfkissen liegen lassen – ach so ist das: *kein Alk, keine Zigaretten. Und kein Handy.* Meine Skepsis gegenüber dem, was mich heute erwartet, lasse ich dann besser auch gleich mal hier.

»*Maya*« lese ich auf dem angeklippten Schild der Frau, die bereits in einem kleinen Raum im ersten Stock auf mich wartet. Sie bittet mich, auf dem Stuhl gegenüber Platz zu nehmen.

»Setz dich einfach ganz bequem hin«, fordert sie mich auf, »ich werde dann gleich Kontakt zu dir aufnehmen. Meine Augen mache ich dabei zu, du kannst deine ruhig auflassen.«

»Das ist alles?«, frage ich nach.

»Ja«, bestätigt mir Maya, »du kannst dich völlig entspannen.«

Perfekt, ich bin eh todmüde. Maya legt ihre Hände rechts und links auf die Armlehnen, als wäre der Sessel kurz vorm Abheben. Dann beginnt sie, ihren Kopf zu bewegen, als würde sie den Raum nach etwas absuchen. Ihre Augen folgen ihr zuckend hinter den geschlossenen Lidern. Ich bin irritiert. *Okaaay*, denke ich, *und wann geht das mit der Heilung los?* Nach einer Weile öffnet Maya kurz die Augen:»Ich sehe mich erstmal in deinem Körper um, da gibt es einige Räume zu erkunden. Ich bin bereits dabei, einige deiner Blockaden aus dem Weg zu räumen.« *Verstehe. Wir sind also schon voll dabei.* Maya macht ihre Augen wieder zu, schwingt den Kopf jetzt in doppelter Geschwindigkeit von links nach rechts. Ich schaue mich ratlos um: *Welcher Freak hat hier eine Kamera versteckt – das glaubt mir später kein Mensch …*

Doch. Mona glaubt mir, als ich ihr beim späten Frühstück davon erzähle. Wir lachen, bis uns die Tränen über die Wangen laufen.»Du hast aber auch echt ein Händchen«, holt sie irgendwann Luft.

»Absolut, und besser hätte ich mich gerade nicht selbst heilen können: Was für ein Lachflash!«Ich bin Mona jetzt schon dankbar für das Wochenende, denn auch wenn es bisher nicht viel geholfen hat, so bringt es mich immerhin endlich mal wieder auf andere Gedanken.

Zum Meditationskurs am Nachmittag gehen wir gemeinsam. Unsere Lehrerin Ajala ist fast einen Kopf kleiner als ich und trägt einen indientypischen Wickelrock, den sie über ihre rechte Schulter gebunden hat. Ich schätze sie auf knapp über fünfzig, ihre glänzenden schwarzen Haare hat sie zu einem Zopf geflochten. Sie hat eine geheimnisvolle Aura, und ich ahne direkt, was Mona mit dem perfekten Meditationseinstieg meinte: Ich als Skeptikerin würde mir eine Lehrstunde am ehesten von einer Inderin gefallen lassen, die ihr Wissen direkt aus dem Land der Spiritualität mitbringt.

Wir ziehen unsere Schuhe vor der Tür aus und setzen uns mit sieben anderen Schülern auf den Boden im Kreis. Ajala schaut lächelnd in die Runde:»Willkommen zusammen«, startet sie mit sanfter Stimme und schließt ihr Hände wie zum Gebet vor ihrer Brust.»Wir fangen direkt mit einer stillen, fünfminütigen Meditation an. Setzt euch möglichst aufrecht und bequem hin, schließt eure Augen.«

Ich folge ihrer Anweisung, im Raum wird es ganz still.

»Konzentriere dich nur auf deinen Atem«, gibt uns Ajala noch mit auf den Weg, »wenn Gedanken kommen, registriere sie kurz und schicke sie dann liebevoll weiter.«

Gut, dann wollen wir mal. Easy. Wenn ich mich richtig konzentriere, klappt das. Entspann dich. Aber hier im Dunkeln, hinter meinen Augen, ist jetzt schon einiges los. Die Gedanken drängeln durcheinander, rennen wie bei der »Reise nach Jerusalem« hektisch im Kreis, um den Platz mit meiner größten Aufmerksamkeit zu ergattern. *Haut ab!* Ne, Moment – liebevoll weiterschicken: *Wenn ihr bitte so nett sein würdet und grad mal woanders spielen geht?!* Atmen. *Wenn ich im nächsten Zyklus nicht schwanger werde, wird das Kind nicht im Sommer geboren.* Atmen! *Was, wenn ich nie wieder schwanger werde?* AAATMEN!

Gong! Die fünf Minuten sind um. Was für ein Desaster. Statt Ruhe gab's bei mir eine fette Grübel-Party.

»Öffnet die Augen und kommt wieder hier im Raum an«, begrüßt uns Ajala zurück. »Gibt es hier jemanden, der noch nie meditiert hat?«

Zwei andere melden sich mit mir.

»Gut«, richtet sich Ajala an uns. »Es gibt eines, was ihr wissen müsst: Es geht beim Meditieren nicht darum, Gedanken verschwinden zu lassen. Niemand kann das. Stellt euch vor, wie ihr auf einem Felsen sitzt – unter euch fließt ein Fluss. Einzelne Gedanken tauchen auf, ihr bemerkt sie und lasst sie vorbeifließen.« Ajala zeichnet jetzt Wellen in die Luft. »Und dazwischen kehrt ihr immer wieder zu eurem Atem zurück. Mit etwas Übung werdet ihr immer mehr im Jetzt ankommen und euren Geist zur Ruhe bringen. Versucht es nochmal, wir schließen wieder die Augen.«

Besser! Das Bild hat mir gefehlt. Ich begrüße jetzt jeden Gedanken, der aus dem Wasser springt, und lasse ihn anschließend vorbeischwimmen. *Und tschüss!* Jetzt kriege ich das hin, so kann ich mich entspannen. Einatmen, ausatmen.

»Und, wie war's?«, fragt Ajala uns drei nach dem Fünf-Minuten-Gong. »Besser?« Ich nicke erleichtert. »Schön«, lächelt sie zufrieden, »dann möchte ich euch jetzt die Gelegenheit geben, mir Fragen zu stellen. Wer hat vielleicht zurzeit mit großen Sorgen zu kämpfen?«

Na also, wenn ich mich jetzt nicht angesprochen fühle, weiß ich es auch nicht. *Aber hier – vor allen Leuten?* Mona stupst mich in die Seite. »Komm«, flüstert sie »das ist die Chance!«

Ich melde mich.

»Bitte«, fordert mich Ajala auf.

»Ich hatte drei Fehlgeburten und bin total verzweifelt. Ich wünsche mir so sehr ein Kind!« Kaum habe ich den Satz ausgesprochen, tropfen meine Tränen auf den Boden. Peinlich, ich wische mir mit meinem Ärmel durchs Gesicht. Ajala schaut mich ruhig an und – lächelt. Sie lächelt wirklich, da ist nichts Erschrockenes in ihrem Blick. Langsam steht sie aus ihrem Schneidersitz auf und setzt sich neben mich. Sie nimmt meine Hand: »Weißt du, bei uns in Indien sind alle Frauen Mütter. Du wurdest dazu auserwählt, einige Seelen nur kurz bei dir aufzunehmen. Ich weiß, es ist schwer, aber vielleicht kannst du das als besondere Ehre sehen.«

Wow, das hat gesessen! Aber anders als sonst. Da ist keine Empörung, kein Aufbäumen, keine Wut auf diese Frau. »Danke«, flüstere ich und staune über mich und diese Idee, die mein Drama von einer neuen Seite aus betrachtet.

Ajala steht wieder auf und wandelt nun langsam durch den Raum. »Ich möchte euch eine Geschichte erzählen«, beginnt sie von Neuem, »ich habe einmal eine Frau mit indischer Medizin behandelt. Sie wünschte sich nichts sehnlicher als ein Kind, wurde aber jahrelang nicht schwanger. Ich mischte ihr Tees aus unseren landestypischen, ayurvedischen Kräutern, und nach ein paar

Monaten klappte es. Sie bekam eine gesunde Tochter und besuchte mich hier mit ihr, in diesem Zentrum. ›Wie geht's?‹, wollte ich von ihr wissen, ›bist du glücklich?‹ ›Ja, schon‹, sagte sie, ›aber jetzt möchte ich einen Sohn.‹« Ajala bleibt stehen und schaut zu uns in die Runde. »Versteht ihr: So sind Menschen. Sie wünschen sich etwas und denken, dass sie erst dann glücklich werden, wenn sie dies oder jenes eines Tages haben oder erreichen würden. Und wenn es dann so weit ist, wünschen sie sich etwas Neues. Dieser Kreislauf kann unendlich sein. Dabei übersehen sie oft das, was bereits ist. Dinge, die sie gegenwärtig glücklich machen könnten. Dabei ist die Gegenwart der einzige Moment, in dem wir leben – im Hier und Jetzt.« Ich hänge an Ajalas Lippen, wie ein Kind, das einer Märchenerzählerin lauscht. Wenn sie redet, ist alles klar und supereinfach. Klack – ich kann fast hören, wie sich mein innerer Schalter umlegt. Wie kann das denn sein, ist das zu fassen? Seit Monaten stochere ich im Dunkeln auf der Suche nach dem kleinsten Lichteinfall und jetzt bade ich plötzlich in einem Meer von Zuversicht? *Mein Gott, ist das simpel: Ich nehme das Schwere einfach easy und genieße das Leben, während ich auf mein Wunschkind warte!* Du lieber Himmel, jetzt schwingen die Endorphine aber ordentlich durch meine Blutbahn! *Nur zu, von mir aus könnt ihr euch für immer hier austoben! Yeah!* Wahnsinn, ich muss Markus nachher anrufen und ihm davon erzählen. Hi, ich bin's, der Oberprofioptimist!

Auf der Rückfahrt habe ich sowas wie einen leichten Kater. Ich hätte so gerne die Zeit angehalten, gestern mit Ajala auf dem Fußboden. Wie cool das war am Ende der Stunde! Ohne Sorgen. *Kummerfreie Momente with the one and only Ajala* – so hätte der Kurs eigentlich heißen müssen. Gestern Abend bin ich seit langer Zeit mal wieder mit einem dicken Paket Seelenfrieden unter die Decke gekrochen und – Kacke, heute Morgen hat sich leider wieder ein leichter Schatten auf mich gelegt.

»Ach schade«, seufze ich in Richtung Mona, die den Bulli gemütlich Richtung zu Hause kutschiert, »wäre es nicht toll, wenn das immer so bleiben würde?«

»Nee«, kontert sie, »das wäre ganz und gar nicht toll! Du würdest dich in Nullkommanix daran gewöhnen – und zack, dir was Neues wünschen!« Sie zwinkert mir aus ihrer Fahrerecke zu.

»Jaja«, gebe ich ihr recht. »Hach, das war trotzdem super, Mona, echt. Ich habe seit Ewigkeiten wieder Licht am Ende des Tunnels gesehen.«

»Das heißt, du bleibst dran?«, fragt sie mich musternd von der Seite.

»Worauf du deinen Hintern verwetten kannst!«

Dieses Wochenende wirkt noch lange in mir nach. Komisch, manchmal braucht es nicht viel, um den Blickwinkel zu verändern. Ich bin Mona so dankbar. Sie hat mir gezeigt, dass nicht jede Frau ein Kind will. Wow, was ist das für eine überraschende Erkenntnis innerhalb meines eingeschränkten Glücks-Horizonts! Ja, ich sehne mich nach einem Baby und will mich noch lange nicht mit einem kinderlosen »Plan B« befassen. Aber ist es nicht grundsätzlich beruhigend zu wissen, dass es offenbar nicht nur den EINEN Weg zum happy life zu geben scheint?

Was das Meditieren angeht, so ist meine anfängliche Skepsis komplett verflogen. Das Stillsitzen ist zu meinem alltäglichen Rettungsanker geworden, wenn ich mal wieder in einem Problem zu versinken drohe. Dabei ist es gar nicht so schwer, Meditationstechniken zu lernen. Und wenn ich eines sagen kann: Sie helfen! Mein Gedankenkarussell habe ich heute bestens im Griff, und ich kann meistens wieder gut schlafen. Googelt man die Wirksamkeit von Meditationen, finden sich wissenschaftliche Studien, die eine Reduzierung von Grübeleien belegen. Na bitte – mehr Überzeugungsarbeit dürfte wohl kaum nötig sein, oder?

Up and down and up and down

»Was willst du trinken?«, brüllt Andi, der mir seinen randvollen Kühlschrank präsentiert. »Sekt, Bier, Wodka-O?«

»Ich nehme erstmal 'ne Cola!«, schreie ich gegen die ohrenbetäubende Musik an, die aus dem Wohnzimmer rüberschallt. Solange mein Wunschkind noch auf sich warten lässt, bleibe ich meiner Alkoholabstinenz treu – Party hin oder her.

Die Küche sieht aus wie ein Schlachtfeld, überall stapeln sich leere Bierflaschen und Pappteller mit Essensresten. Links neben dem Herd der harte Stoff für die Mixgetränke: Whiskey, Rum, Wodka und angeschnittene Limetten, die in Pfützen aus Verschüttetem schwimmen.

Andi hat zum Feiern eingeladen und seine Miniwohnung platzt bereits aus allen Nähten. Es ist 21 Uhr und ich war mir sicher, dass Markus und ich zu den ersten Gästen des Abends gehören würden. Stattdessen balanciere ich meine Cola mit hochgestrecktem Arm aus der Küche, damit beim Schlängeln durch die Menge nichts überschwappt. »Hi, Nicole! Hi, Julie, schön, dich zu sehen! Oh, hi, David!« Auf dem Weg ins Wohnzimmer begrüße ich ein paar Freunde, hinter mir bleibt Markus nach dem Handshake mit Philip im Flur stecken. Die Leute tanzen dicht gedrängt neben dem Sofa – die Möbel, die sonst in der Mitte des Raums stehen, hat Andi an der Wand hochgestapelt. Eine Plastiklampe auf der

Fensterbank blitzt buntes Discolicht auf die Gesichter. Ich klemme mich zwischen zwei quatschende Pärchen und entdecke Mona. Sie hockt auf dem Fußteil der Couch und hat einen Typen am Ohr. Wie ein Wackeldackel nickt sie unentwegt, während sein Mund auf und zu klappt. Jetzt sieht sie mich und gibt mir ein Zeichen, zu ihr rüberzukommen. Sie dreht ihren Kopf kurz zu ihrem Gesprächspartner und rollt außerhalb seines Sichtfelds ihre Augen. *Verstehe, ich erlöse dich*, grinse ich ihr entgegen und quetsche mich über den Dancefloor in ihre Richtung. Bei jedem Schritt bleiben meine Schuhe an dem klebrigen Boden hängen.

»Na?« Ich lasse mich neben Mona ins Polster fallen. Die dreht ihrem Verehrer den Rücken zu und fällt mir in die Arme: »Boa, endlich, ich freu mich so, dass du da bist!« Monas Anwärter nimmt den Wink mit dem Zaunpfahl gelassen und sucht sich eine neue Flamme im Flur.

»Weg ist er«, lache ich, »war's so schlimm?«

»Was heißt schlimm?«, erwidert sie, »der ist halt voll wie ein Eimer und hat mir eine Frikadelle ans Ohr gelabert. Aber egal – wie geht's dir? Wirkt unser Wochenende noch nach?«

»Auf jeden Fall«, berichte ich ihr stolz, »ich habe die letzten Nächte sogar ganz gut geschlafen!«

Und ich habe mich richtig auf die Party heute Abend gefreut. Das war seit meinen Fehlgeburten keine Selbstverständlichkeit mehr. An manchen Tagen kreist nur die Jagd nach einem Kind durch meinen Kopf. Das nimmt mich dann vollständig ein, und ich bin zu erschöpft, um mich auf andere Dinge einzulassen. Meistens rücke ich Partyeinladungen deshalb schon vorher in ein schlechtes Licht. *Ne, kein Bock* – Markus geht dann auch mal ohne mich hin. Das ist diesmal anders! Mein Gute-Laune-Souvenir aus dem Yogatempel macht mir Lust auf einen ausgelassenen Abend.

»Sollen wir eine Runde dancen?«, frage ich Mona. »Man versteht ja eh sein eigenes Wort nicht!«

Wir tanzen. Und lachen uns dabei kaputt. Wir bouncen zu den Beats und bewegen die Hände im Takt. Andis Bude ist gerade der beste Club der Stadt, und wir feiern nach Ajalas Anleitung: Right here, right now! Immer mehr Freunde gesellen sich zu uns auf die Tanzfläche. Wir schwofen im Kreis, fassen uns an den Händen, grölen die Songtexte mit. Und während wir hier so abgehen, fällt mir plötzlich was auf: Mittlerweile habe ich viele von ihnen in eine Kinderwunschschublade gesteckt …

Karla = *will unter keinen Umständen Kinder, möchte sich nicht einschränken lassen. Sie mag Hunde lieber.*

Maike = *will unbedingt Kinder, sucht dafür noch den passenden Partner. Was sie nicht sonderlich stresst – sie ist zehn Jahre jünger als ich.*

Andi = *Typ unentschlossen. Seine aktuelle Leidenschaft ist eher das Surfen.*

David = *vielleicht irgendwann mal? Hat der überhaupt grad eine Freundin?*

Julie = *mh, wenn dann später. Momentan gehen sie und ihr Freund viel auf Reisen.*

Muss mir dieses Gedankenspiel jetzt peinlich sein? Tja, aber so ist das nun mal. Die letzten Monate haben mich empfindlich gemacht. Sehr sogar. Ich habe panische Angst vor noch mehr seelischem Schmerz. Vor Schwangerschaftsverkündungen und jedem, der sich nach meinem Kinderwunsch erkundigt. Wieso schafft jede Frau ihr Kinderglück, nur ich nicht? Aua. Bevor mir im Nachgang diese quälende Frage um die Ohren fliegt, checke ich lieber immer vorher die Lage und gehe vorausschauend in Deckung. Gefahr erkannt, Gefahr gebannt! Und das ist auch der Grund, warum ich in diesem Moment total entspannt bin. Ich bin mir dank meiner geheimen Recherche sicher: Es tanzt keiner um mich herum, der mich akut überfallen wird!

»Ich muss mal was trinken«, rufe ich irgendwann zu Mona rüber, »bin gleich wieder da!« Ich suche meine Cola auf dem Fensterbrett, wo ich sie vorhin abgestellt habe. Da ist sie nicht mehr. Gut, dann also in die Küche zurückkämpfen: »Sorry, darf ich mal? Entschuldigung, ich muss hier mal durch!« Zum Glück ist der Kühlschrank schon wieder aufgefüllt. Ich schraube eine neue Colaflasche auf, nehme mir ein sauberes Glas.

»Hey, Christina, alles gut bei dir?« Ich drehe mich um. Vor mir steht Lukas, ein alter Studienfreund von Markus. Wir kennen uns eher flüchtig, er hat Markus ein paarmal zum Kneipenfußball abgeholt.

»Ja, alles bestens«, lasse ich ihn wissen, »und wie geht's dir?«

»Auch alles bene«, antwortet er und schaut auf die Flasche in meiner Hand. »Seit wann darf man denn gratulieren?«, haut er beiläufig raus.

»Was?«, frage ich nach. »Was meinst du?«

»Na, kein Alk auf einer Party? Das kann ja wohl nur eines bedeuten«, zwinkert er mir zu und grinst süffisant, »ihr seid doch jetzt auch schon eine ganze Weile zusammen.«

Ach du Scheiße! Der Schrecken fährt mir von den Fußsohlen bis in den Scheitel. Lukas serviert mir seinen Spruch wie eine Nebensächlichkeit – bei mir schlägt er ein wie eine Bombe! Ich merke, wie meine Gesichtszüge entgleisen, ich habe keine Chance, mein Lächeln zu halten. *Hat der das grad echt gesagt? Und auch so gemeint? Verdammt, du Penner, den ganzen Abend gehe ich auf Nummer sicher und du knockst mich jetzt mit drei Sätzen aus?* Das denke ich. Aus meinem Mund kommt allerdings was anderes: »Also, ich bin nicht schwanger, falls du das meinst. Markus und ich wissen gar nicht, ob wir überhaupt Kinder wollen!« So. *Reicht das als Info?* Ich lache gekünstelt, will ihn loswerden. Und erfinde dafür eine hanebüchene Version unserer Familienplanung. Ich versuche betont cool zu wirken, nur keine Blöße geben! Wie anstrengend. Und was für eine

Schauspielleistung. Dabei kämpfe ich innerlich mit den Tränen. Das zeige ich Lukas natürlich nicht, wäre ja unhöflich. Und peinlich. Außerdem wäre er sicher mit der Wahrheit überfordert.

»Oh, okay«, legt Lukas nach, »das würde ich mir aber gut überlegen. Sabine und ich sagen so oft, dass Ina das Beste ist, was uns passieren konnte!«

»Ach ja?«, quetsche ich mir noch über die Lippen. »Ist doch toll!« *Jetzt muss ich aber weg hier*, drängelt mein Kopf. Mein volles Glas lasse ich stehen, drücke mich an Lukas vorbei in den Flur und suche im Halbdunkel nach meiner Jacke. Mein Schluchzen wird vom Lärm verschluckt, *ein Glück – hoffentlich kommt der Idiot mir nicht hinterher!* Hektisch wühle ich mich durch den Garderobenständer. Da! Jacke an und nichts wie raus! Mist, ich stolpere fast über den Mantel auf dem Boden, der sich beim Rausgehen um meine Beine wickelt. Ich kicke das Ding in die Ecke, ohne mich nochmal umzudrehen. Ich will auf keinen Fall, dass mich jemand so sieht. Markus und Mona schicke ich von zu Hause eine WhatsApp ...

Die restliche Nacht ist so beschissen wie schon so viele davor. Irgendwann schlafe ich heulend ein. Mona hat mir noch mit »Hey, Sista, lass dich doch nicht von so einem Typen aus der Bahn werfen, das hast du doch gar nicht nötig!« auf meine Nachricht geantwortet. Ich war aber zu platt, um ihr zurückzuschreiben. Markus ist eine halbe Stunde nach meiner WhatsApp nach Hause gekommen. Er versuchte mich zu trösten, davon kam aber nichts mehr bei mir an. Wut und Trauer hatte meinen Optimismus der letzten Tage niedergemetzelt und machte meine Schotten dicht. Stattdessen drehte die gefürchtete Frage seit Stunden ihre Runden in meinem Gedankenkarussell: *Warum schafft es jede – auch Lukas' Freundin –, nur ich nicht?*

»Na, prost Mahlzeit«, flüstere ich am nächsten Morgen in mein Spiegelbild. Meine Augen brennen, das schwarze Make-up ist über mein gesamtes Gesicht verschmiert. Ich sehe aus wie Alice Cooper, der nach einem mehrstündigen Gig völlig fertig und verquollen in den Garderobenspiegel starrt. Es ist Sonntag. Ich hätte ausschlafen können, bin aber seit 7 Uhr hellwach. Markus schläft noch und hat nicht mal gezuckt, als ich aus dem Bett gestiegen bin. Ich schlurfe in die Küche, setze mir einen Kaffee auf. Duschen kann ich später. Oder morgen. Mein Handy zeigt eine nachgeschobene Mona-Nachricht aus der Nacht: »Alles okay bei dir? Melde dich mal!«

Ich wähle ihre Nummer, es klingelt.

»Mhmmmjaaaa?« Mona nimmt ab, als ich gerade wieder auflegen will.

»Oh, sorry, du schläfst noch, was?«

»Ja. Also, ne, jetzt nicht mehr«, gähnt sie, »ich habe vergessen, mein Handy auszustellen. Wurscht, wie geht's dir?«

»Nun ja«, sage ich, »wie wäre es mit total Kacke?« Der Kaffee zischt auf dem Herd, mit dem eingeklemmten Handy an der Schulter kippe ich mir die schwarze Brühe in die Tasse. Keine Milch, kein Zucker. Ich brauche eine pure Aufwach-Injektion.

»Weißt du, nun hatte uns die Ärztin gerade empfohlen, unser Blut in diese Spezialklinik nach Bonn zu schicken. Um dem Grund für die Fehlgeburten endlich auf die Spur zu kommen. Und wir wollten da morgen mit ganz gechillter Laune hin, um mit neuem Elan zu starten. Tja, und dann kommt dieser Arsch und …«

»Stopp!«, unterbricht mich Mona, »stopp, du hörst sofort auf damit!« Ich bleibe erschrocken stehen.

»Wie?«, frage ich nach.

»Ne, ganz im Ernst, Christina! Wir fahren nicht drei Stunden in den Yogatempel, treffen die heiligste Alleswisserin aus Indien, die dir in zehn Minuten auf die Beine hilft, nur damit du dich jetzt von so einem Spinner in Sekunden abfucken lässt? Nein! Einfach nein!«

»Okaaay …«, antworte ich irritiert. *Ist Mona jetzt sauer auf mich?*

»Ey, du weißt doch selbst, wie cool du bist«, fährt sie fort, »deshalb mache ich bei deiner Rückwärtsrolle nicht mit. Du kannst das besser, meine Liebe!«

Mona ist nicht sauer auf mich! Sie bringt mich wieder runter. Befeuert mich mit den erlernten Ajala-Fakten und hilft mir wieder auf die Sprünge. Erinnert mich an das Atmen im Hier und Jetzt. Mein *Hätte, Wäre, Wenn* wandelt sie in ein *Pfeif doch auf die anderen!* Ich sauge minutenlang alles aufmerksam auf, bis ich nach ihrer butterweichen Standpauke wieder in der Spur bin.

»Du hast ja so recht«, pflichte ich ihr schließlich bei, »ich frühstücke jetzt, danach wird meditiert und dann ist Schluss mit Trübsal blasen!«

»So will ich dich hören«, freut sich Mona. »Kann ich jetzt endlich wieder pennen, du Nervensäge?«

»So lange du willst, Schlaumeise.«

Monas Krawallrede habe ich noch den ganzen Sonntag im Ohr. Auch Markus ist gelassen wie immer und hört sich die Geschichte des gestrigen Abends in Ruhe an, sobald er wach ist. Und bringt meine Empörung über Lukas' Bemerkung genau wie Mona in geordnete Bahnen. »Sicher war ihm nicht klar, dass er dich mit seiner Bemerkung verletzen würde. Das macht es nicht unbedingt besser, aber vielleicht kannst du es dir dadurch weniger zu Herzen nehmen.« Damit überzeugt er mich fürs Erste und ich dichte Lukas keine weiteren Hintergedanken mehr an.

Trotzdem würde es noch lange dauern, bis ich diese Sichtweise wirklich verinnerlichte. Heute ist mir völlig klar: Fragen wie »Wann ist es denn bei euch so weit?« oder »Wollt ihr denn keine Kinder?« werden selten aus Boshaftigkeit gestellt. Oder dem Bewusstsein, damit Grenzen zu überschreiten. Vielmehr liegt es schlicht an der Unwissenheit über die vielen Schicksalsgeschichten, die ein Kinderwunsch mit sich bringen kann. Ein Grund mehr, warum wir offener über

Themen wie Fehlgeburten sprechen sollten! Denn nur so kann das Verständnis wachsen und daraus ein sensiblerer Umgang entstehen. Bleibt die Frage, wie man eigentlich auf solch unbedachte Äußerungen reagiert. Hier gibt es aus meiner Sicht zwei Varianten. Entweder man zieht sich zurück, weil man nicht über das Kinderwunschthema sprechen möchte, oder man konfrontiert das Gegenüber mit der Wahrheit und bittet auf diese Weise um mehr Feingefühl. Ich möchte alle Frauen, denen es geht wie mir, ermutigen, offen zu sein! Es hat sich für mich im Lauf der Jahre etabliert und gezeigt, dass diese Version für andere durchaus zumutbar ist. Weil neben Sonnenstunden eben auch manchmal Schattenseiten zum Leben dazugehören. Anstatt also darüber zu grübeln, welche Gedanken oder Reaktionen das eigene Verhalten beim Gegenüber auslösen könnten, empfehle ich, sich lieber selbst durch eine klare Abgrenzung zu schützen.

Das kann ich allerdings an diesem Tag nach der vergeigten Party alles nicht erkennen. Ein Glück nur, dass ich Markus an meiner Seite habe. Geerdet, wie er ist, kann er mich wieder aufbauen und es gelingt ihm, dass wir doch noch einen ganz schönen Tag haben.

Wir gönnen uns einen Apfelpfannkuchen als Spätstück und schlendern danach eine Runde am Rhein entlang. Abends lassen wir uns von ein paar Folgen *Lost* berieseln. »Wüsste nicht, welcher Serientitel grad besser zu mir passt«, witzle ich und finde mich sogar selbst ein wenig lustig.

Der größte Teil meiner entspannt-friedlichen Laune bleibt sogar über Nacht und begleitet Markus und mich jetzt nach Bonn. Es ist Montagmorgen und die Regiobahn ist proppenvoll – *schon okay, wir können auch stehen.*

Wir haben schon einige Untersuchungen hinter uns. Das sei nach einer dritten Fehlgeburt empfehlenswert, hat uns Frau Bruck erklärt. Plötzlich war da nicht mehr die Rede von »Das kann ja mal passieren«. Wir waren jetzt in die Abteilung *Sonderfall* eingestuft, das wurde uns mit jedem weiteren Arzttermin klarer. Zuerst suchte man nach genetischen Gründen. Nichts. Dann wurde gecheckt, ob es bei mir Probleme mit der Blutgerinnung gibt. Nein. In einer Klinik in Düsseldorf prüfte man, ob Faktoren vorhanden waren, die eine Einnistung des Embryos verhinderten. Auch hier: kein Ergebnis. Trotzdem suchten die Ärzte weiter. Hier noch eine Blutentnahme, da noch eine Hormonbestimmung. Weil es bis heute nicht das kleinste Anzeichen für eine Lösung meiner Schwangerschaftsabgänge gibt, hat Frau Bruck zuletzt den Blutcheck in Bonn vorgeschlagen. Das sei nicht umsonst, meinte sie, schließlich würde hier viel weitreichender geforscht. 300 Euro kostet uns dieser Schlüssel zum Kinderglück. Wir haben nicht lange überlegen müssen – die Kohle ist uns doch völlig egal! Wir wollen nur eins wissen: Warum klappt das Schwangerwerden, das Schwangerbleiben aber nicht? Dafür muss endlich eine Erklärung her!

Auf dem Klinikgelände angekommen, suchen wir zuerst nach dem richtigen Gebäude, dann den richtigen Flur und nun das richtige Zimmer. »Gynäkologie, Raum 17, Anmeldung« steht auf meinem Zettel, dieser Korridor hört allerdings bei Zimmernummer 14 auf. »Durch die Glastür rechts, dann die kleine Treppe nach oben und bis zum Ende durch«, erklärt uns die Schwester, der wir während unserer Irrwege begegnen. *Easy, kein Problem, mich kriegt ihr heute nicht aus der Ruhe.*

Die Frau hinter dem Tresen des Anmeldezimmers bittet uns, im Wartezimmer Platz zu nehmen. *Klar. Mal wieder.*

Markus zückt sein Handy, fängt an sich durch seine News zu scrollen. Ich fische mir diesmal nur eine Zeitschrift aus dem Stapel vom Tisch und fange an zu blättern. Seite 3: »Die Krönung ihrer Liebe! So genießen Fürst Albert und seine Charlène ihr zweifaches Babyglück.«

Ich lese quer: »Charlène … das Warten hat ein Ende! … nun ist ihr Leben komplett …!«

Ich schlage eine neue Seite auf: »Beyoncé endlich schwanger! So stolz präsentiert sie ihre Babykugel.«

Ich lege die Zeitschrift zurück und greife nach einer anderen. Seite 5: »Bald zu dritt? Erfahren Sie hier, was hinter dem Bäuchlein von Annemarie Carpendale steckt. Sagt sie endlich JA zum größten Wunder?«

Ich muss an Mona denken. »Du glaubst doch nicht, dass Menschen automatisch happy sind, nur weil sie Kinder haben?!«, sagt sie häufig zu mir, wenn ich mich mal wieder vom Glück verlassen fühle. Und ich will diesen Satz wirklich glauben. An manchen Tagen bin ich mir sogar sicher, dass sie recht hat. Aber schon zwei angelesene Zeitschriften können mich in tiefe Zweifel stürzen. »Riesenfreude bei den Neureuthers! Das ist ihre schönste Osterüberraschung!« *Seite 13*.

Dabei hört sich das bei Mona logisch an. Um ihrer Überzeugung Nachdruck zu verleihen, erwähnt sie sogar manchmal ihre Kindergartenfreundin Katrin. Die hat bereits zwei Kids im Teenageralter und kann scheinbar ein Lied von stressigen Kleinkindphasen mit Schlafentzug und fehlender Selbstverwirklichung singen. Ich glaube Mona, auch wenn ich nicht verstehe, warum mir andere Eltern nur vom großen Babyglück erzählen. Ein Fünkchen Wahrheit wird bei den Storys über Katrin schon dran sein. Und vielleicht übertreibt Mona auch ein bisschen, weil sie mich so mag und damit es mir in meiner Trauer besser geht. Fakt ist nämlich auch, dass sie mir mit ihren Reality-Beispielen nicht den Kinderwunsch ausreden will. Sie möchte lediglich meine Erwartungen runterschrauben. Genau wie Ajala versucht sie mich davon zu überzeugen, dass man das Leben nicht in Schwarz und Weiß einteilen kann. Und sie will mir klarmachen, dass jede Frau ihre wunden Punkte hat – ob nun als Mutter oder als Kinderlose. Das kommt oft bei mir an. Bis zu Momenten wie diesen, in denen meine Überzeugung nach ein paar Magazin-Headlines zu wackeln beginnt.

Ah, hier. Jennifer Aniston. Die finde ich cool. Sie sieht super aus, steht mitten im Leben und scheint wirklich angekommen zu sein mit ihrem Ehemann. Bildunterschrift: »Ist dieses Lächeln nur Fassade? Wie lange leidet Aniston noch unter ihrem unerfüllten Kinderwunsch?«

Kopfschüttelnd lege ich alle Klatschblätter zur Seite und ziehe jetzt auch mein Handy aus der Tasche. Der Internetausflug zu Facebook macht es nicht besser. Eine Bekannte verkündet die baldige Ankunft eines »neuen Erdenbewohners«. Dazu ein Bild von ihr mit prallem Bauch. Ich öffne die Kommentare darunter. »Oh, wie toll – herzlichen Glückwunsch! Freu dich auf die unbeschreiblichste Zeit deines Lebens!« »Wir sind so gespannt auf den kleinen Stöpsel. Liebe für Euch alle!« »Zum Weinen schön, Glückwunsch an die kleine Bald-Familie!«

Die Kommentarleiste nimmt kein Ende und quillt über mit Herzen und Smileys. *Wenn es doch stimmt, was Frau Willer predigt, warum findet das hier nicht statt? Warum schreiben die Leute ausschließlich von DER Erfüllung, keiner von der Kehrseite der Medaille?*

Warum kommentiert niemand: »Uh, dann zieht euch schon mal warm an. Mit Schlafen ist jetzt erstmal vorbei.« Oder: »Hoffentlich habt ihr eure Beziehung vorher gut gepflegt. Einfacher wird's nicht. Zwinkersmiley!«

Okay, diese Frage kann ich mir selbst beantworten: Das macht man einfach nicht. Man wünscht jedem nur das Beste. Aber muss man dabei so maßlos übertreiben? *Oder* – und damit ist meine Panik wieder voll am Start – *was, wenn sie gar nicht übertreiben? Wenn es eben DOCH für jeden das größte Glück bedeutet und Mona einfach nur eine unter Millionen wäre? WAS DANN?*

Markus sitzt nah genug an mir dran, dass ich meinen Kopf auf seiner Schulter ablegen kann. Ich mache die Augen zu, so kann mir am wenigsten passieren.

»Guten Morgen, kommen Sie bitte«, begrüßt uns der Arzt, der uns gleich über die Auswertung der Blutuntersuchung aufklären wird.

Er setzt sich vor seinen Rechner und flüstert unzählige Fachbegriffe in seinen Bildschirm, von dem er offensichtlich die Ergebnisse abliest. Ich schaue mich in der Zwischenzeit auf seinem Schreibtisch um. Ein gerahmtes Bild steht halb von mir weggedreht, ich sehe nur ein Mädchen mit Zahnlücke und einen Arm, der um sie gelegt ist. *Arzt, Mutter, Kind – happy family,* denke ich. Auf einem Zettelberg liegt ein Montblanc-Füller. Klar. Kann der sich ja easy leisten. Der hat halt eh alles, was er braucht. *Warum schafft er das eigentlich und ich nicht …?*

»Also«, unterbricht der Arzt meine Tagträume nach einer gefühlten Ewigkeit, »wie es aussieht, sind sie beide rundum gesund, und es ist alles in Ordnung.«

Ich schaue ihn an. *Wie jetzt? Du tuschelst dir hundert Stunden irgendetwas in deinen Bart, und das ist jetzt unser Resultat? Da kommt aber jetzt noch was, oder?* Ne, da kommt nichts mehr. Der Arzt schaut wortlos zwischen uns hin und her.

»Verstehe«, sage ich. *Denkt der, dass das eine gute Nachricht ist?* Ich bin furchtbar vor den Kopf gestoßen. 300 Euro. Für die langersehnte Lösung! Und einen damit verknüpften Fahrplan, an den ich mich penibel hätte halten können, um weitere Fehlversuche zu vermeiden. So etwas wie ein Zaubermedikament, das ich jeden Morgen und Abend einnehmen müsste. Oder ein Verbot, das mir vorschreiben würde, bestimmte Dinge nicht mehr zu essen. Was auch immer es gewesen wäre: Ich hätte es gemacht! Aber all das hatte der Arzt anscheinend nicht in seinem überteuerten Angebot.

Markus mustert mich von der Seite. Ich bin mir sicher, dass er die Enttäuschung aus meinem Gesicht herauslesen kann.

»Das klingt doch super«, greift er ein und wendet sich wieder dem Arzt zu, »und was heißt das jetzt für uns?«

»Das heißt, dass Ihre Fehlgeburten eine Laune der Natur gewesen sein könnten«, antwortet der, »und dass einem neuen Versuch deshalb trotzdem nichts im Wege stehen muss.«

»Hervorragend«, fasst Markus zusammen, greift meine Hand und zieht mich sanft aus meinem Stuhl hoch, »dann vielen Dank.« Wir verabschieden uns, der Arzt erklärt uns den Rückweg zum Ausgang.

»Ich weiß, was du denkst«, sagt Markus, während wir durch die Gänge zurücklaufen, »aber lass uns einfach versuchen, von vorne anzufangen.« Er legt seinen Arm um meine Schulter, ich umschlinge seine Hüfte.

»Ja«, antworte ich, »gib mir noch drei Minuten, dann schlage ich ein.« Ich weiß es ja. Es ist der beste Weg. Aber ich kann nicht anders: Die Gewissheit, dass nun auch der Schlauberger-Arzt kapituliert, raubt mir gerade eine Riesenportion Zuversicht. Meine Therapeutin Frau Willer würde mir raten, meine Aufmerksamkeit auf das Positive zu lenken. Ja, doch. Das geht halt nur nicht immer von jetzt auf gleich. Ich muss das trainieren, so, wie Muskeln Zeit zum Wachsen brauchen. Markus küsst mich auf die Stirn: »Alles klar, drei Minuten. Und dann machen wir wieder das Beste draus, okay?«

Auf der Rückfahrt ist die Bahn halb leer und wir breiten uns auf einer Vierersitzgruppe aus. Markus unterhält mich mit unnützem Zeug, das er in seinem Handy findet. Er liest mir vor, dass der Ururgroßvater von Coldplay-Sänger Chris Martin die Sommerzeit in Großbritannien eingeführt hat. Und dass weiße Haie sich durch Death-Metal-Musik anlocken lassen. Wir blödeln darüber, dass wir für einen einzigen Arzt-Satz bis nach Bonn gefahren sind. Für 300 Euro plus 25,80 Euro, so viel hatten uns die Bahntickets gekostet. »Hat sich total gelohnt«, stelle ich fest.

»Auf jeden Fall, guter Preis für nichts!«, bestätigt Markus. Rumalbern wirkt bei mir, mit jeder Haltestelle werde ich gelassener. Was soll's? Markus und ich haben oft darüber geredet, und auch wenn es nicht immer auf Knopfdruck funktioniert, sind wir uns einig: Es ist sinnlos, an Dingen zu verzweifeln, die nicht zu ändern sind. Wir kauen deshalb auch jetzt nicht länger auf Problemen rum und machen uns stattdessen über alles und jeden lustig. Auch über unser Schicksal. *Dieses dumme Stück!*

In Köln angekommen, nimmt Markus die Straßenbahn in Richtung Arbeitsplatz, ich habe mir den restlichen Tag freigenommen. Weil die Sonne scheint, laufe ich zu Fuß nach Hause. Mein Handy klingelt. Betty ruft an. Wir haben uns vor drei Jahren im Job kennengelernt und sind mittlerweile richtig gute Freundinnen. Seit Kurzem sitzen wir zusammen in einem Büro. »Wir sind wie ein altes Ehepaar«, meinte Betty neulich, und ich finde, sie hat recht. Wir wissen eine Menge voneinander und weil ich immer offener damit umgehe, habe ich auch ihr von meinen Fehlgeburten erzählt.

»Na, Betty, schon fertig mit der Arbeit?«, ziehe ich sie zur Begrüßung auf.

»Ja, fast«, antwortet sie, »wo bist du? Stör ich dich?«

»Nein, ich komme gerade zurück aus Bonn. Stell dir vor: Wir fahren da extra hin und dann kommt nichts dabei raus! Also, außer dass wir gesund sind, hat der Arzt gesagt. Ist das zu fassen?« Ich puste ein kurzes Lachen aus und schüttele dabei den Kopf.

»Oh nein«, sagt Betty, »das ist ja doof. Du, warum ich anrufe, und ich will jetzt nicht lange um den heißen Brei reden. Ich weiß, dass der Zeitpunkt denkbar schlecht ist. Aber ich habe heute Morgen einen positiven Test gehabt, ich bin schwanger!«

Lieber Gott im Himmel: Ist das wirklich dein Ernst? Du verpasst mir schon wieder einen Tiefschlag? In diesem Tempo kann ich ja kaum durchatmen!

Fern-Weh

Ich versuche es. Wirklich. Aber das ist so sauschwer! Immer wieder aufstehen. Jedes Mal! Nach jedem Tiefschlag. Oft wünsche ich mir nach solchen Abstürzen mein altes Leben zurück. Meine Freiheit. Als es noch nicht um das Erreichen dieses ultimativen Ziels ging. Von dem so viele behaupten, dass damit alles steht und fällt. Im Internet, im Fernsehen und neuerdings auch auf der Arbeit, überall brüllt mich diese Geschichte an. Die nur einen Erzählstrang zulässt und in jedem Fall im Nonplusultra endet. Ganz egal, für wen. Für diejenigen, die es sich vorher nicht vorstellen konnten und erst dann den Sinn des Lebens erkannten. Sogar für diejenigen, die es zuerst nicht wollten. Und klar, für diejenigen, die es eingeplant hatten, sowieso: Ein Baby ist DER Wunscherfüller! Zwei Kinder verdoppeln sogar das Glück. Da scheint sich die Familien-Mehrheit einig zu sein.

Diese Tatsache versuchen einige vielleicht zu relativieren: Ajala, Frau Willer, Mona. Aber am Ende protestieren alle anderen lauter. Weil sie es eben besser wissen. Und bereits auf dem Siegertreppchen stehen, das Leute wie ich nur vom Hörensagen kennen und deshalb auch nicht mitreden können. Kein Kind? Keine bedingungslose Liebe! So ist das nun mal. Da hilft es auch nicht, mir die Ohren zuzuhalten. Oder wegzusehen. Diese Story kesselt mich immer wieder ein und drängt mich erbarmungslos: *Mach weiter, Christina, du hast kaum noch Zeit! Jetzt oder nie!* Aber ich kriege es nicht gebacken. Ich schaffe nicht, wofür sich andere noch nicht einmal anstrengen müssen.

Seitdem Betty ihre Schwangerschaft offiziell im Haus verkündet hat, bekommen wir fast täglich Besuch in unserem Büro. »Betty! Wie toll! Ach, genieß das! Als ich meine Tochter bekommen habe, war das die schönste Zeit meines Lebens«, jubelte die Assistentin des Verlagschefs vor ein paar Tagen. Ich arbeite seit drei Jahren hier und kann mich nicht erinnern, dass sie vorher jemals bei uns auf der Etage war. Der Kollege aus der Buchhaltung hatte gestern eine weitere Botschaft: »Lass es dir zu Hause so richtig gut gehen – die Gelegenheit, eine Zeitlang nicht arbeiten zu müssen, hast du vielleicht nur ein einziges Mal im Leben.« Ich sitze in diesen Momenten da, starre auf meinen Rechner und murmele Monas Satz: »Du glaubst doch nicht, dass Menschen automatisch happy sind, nur weil sie Kinder haben?!«

Ich bin dieses Aushalten so leid. Und merke immer häufiger: Ich will das nicht mehr! Mich ständig gefangen und erdrückt fühlen. Wertlos, weil irgendwelche Käseblätter aus den Wartezimmern verkünden, dass *Frau* nur durch Nachwuchs vollständig sein kann. *Ach, leckt mich doch!*

Dabei möchte ich meinen Wunsch nicht aufgeben. Weil ich weiß: Unser Kind wäre toll! Süß, schlau und hübsch mit seinen blonden Haaren. Markus und ich wären stolz über seine ersten Schritte. Und die ersten Worte. Und genau wie alle anderen Eltern würden wir unseren Freunden von den unfreiwillig komischen Showeinlagen unseres Minis erzählen.

Das wäre großartig und genauso hatte ich mir unsere Zukunft zu dritt während meiner Schwangerschaften ausgemalt. Aber dieser Traum ist dreimal zerplatzt. Und bis ich vielleicht wieder auf ein neues Wunder hoffen kann, habe ich keine Lust, so weiterzumachen. Immer öfter bin ich empört – über das, was mir das Leben hier vor die Füße wirft. *Was soll denn das?* Ich habe mir diesen Weg nicht ausgesucht und kann sagen, dass ich ihn total daneben finde.

Ich laufe doch immer nur im Kreis! Und sobald ich einen guten Ausgang vermute, wirft mich das Schicksal auf diese nicht enden wollende Langspielplatte zurück. Nein, das mache ich nicht mehr mit. Ich lasse mir den Spaß nicht länger nehmen!

Markus liebt meinen radikalen Plan: »Okay, wohin fliegen wir?«, fällt ihm als Erstes dazu ein, und ich finde die Frage gar nicht schlecht. Was steht mehr für Freude und Entspannung als ein Urlaub in der Sonne! Wir sind uns einig, dass wir weit wegwollen. In eine möglichst exotische Welt, in der es nicht an jeder Ecke Ovulationsstäbchen und koffeinfreien Kaffee zu kaufen gibt. Dafür blende ich sogar eine Miniwarnung aus, die ich irgendwann mal im Internet aufgeschnappt habe: Fernreisen bringen durch die Zeitverschiebung den Zyklus durcheinander. Diese Behauptung hat eine vermeintliche Expertin in einem Kinderwunschforum geäußert. Darunter gab es allerdings auch eine lange Kommentarleiste, in der Frauen von ihren positiven Tests nach ihren Urlauben berichteten. Na bitte, da ist sicher mehr dran – also, auf zum Strand!

Markus und ich recherchieren uns durch ein paar ferne Länder und entscheiden uns schließlich für Sri Lanka. Unser Flug geht Anfang November, und vor Ort wartet das, was wir uns erhofft haben: Die Temperaturen wärmen uns mit über 30 Grad und nach den ersten Tagen Sightseeing in der kleinen Hafenstadt Galle haben wir uns jetzt im Süden der Insel in eine gemütliche Strandhütte eingemietet. Zum Meer sind es nur ein paar Schritte. Ich kann es aus meiner Hängematte sehen, die zwischen zwei Palmen aufgehängt ist. Markus schwimmt eine Runde, und ich beobachte ihn dabei, wie er in die Wellen springt und abtaucht. Dieser Ort ist so märchenhaft schön, und ich male mir aus, wie ich später von dieser Reise schwärmen würde. Wie unglaublich klar das Wasser gewesen ist. Und wie traumhaft die Sonnenuntergänge am Abend. Dass uns das Essen so super geschmeckt hat und überhaupt – wie sehr wir unsere freie Zeit genossen haben, von der wir die meiste mit Faulenzen verbracht haben. Hach!

Im Augenwinkel sehe ich, dass sich etwas unter mir bewegt. Aha, eine Ameisenstraße. Ich drehe mich seitlich auf den Bauch und stütze das Kinn auf die Unterarme, damit ich mir die Szene aus der Nähe anschauen kann. Wie eine Miniaturarmee marschieren die schwarzen Tierchen im Kreis. An einer Seite verschwinden sie in einem kleinen Loch in der Erde, zeitgleich bricht der wandernde Strom in die andere Richtung nicht ab. Bei manchen erkenne ich eine stecknadelgroße Beute, mit der sie in die Ameisenunterwelt verschwinden. Jede scheint seine Rolle genau zu kennen. Hier und da schert ein Läufer aus, reiht sich dann aber blitzschnell wieder ein. Alle rennen hintereinander her, tauchen kurz in das Erdloch ab und beginnen ihre Runde von vorn.

Neben dieser endlos kreisenden Linie entdecke ich plötzlich eine einzelne Ameise. *Was macht die da?* Wie einige ihrer Kollegen schleppt sie etwas auf dem Rücken – ihr Gepäck ist allerdings größer als sie selbst. Sie ist langsamer als die anderen und taumelt mit ihrer untragbaren Last um ihre eigene Achse. »Geil«, kommentiere ich leise ihr Treiben, »und genau das bin ich!« Ich stoße einen abschätzigen Lacher aus, denn ich finde den Vergleich überaus treffend. *Da läuft sie, die arme Irre. Mit ihrem Gewicht auf den Schultern. Hallo?! Vielleicht mal den Ballast ablegen?! Dann geht's auch wieder schneller voran!* Und was machen die anderen? Die laufen einfach weiter. Und bringen ihre Schäfchen ins Trockene. Sicher werden sie da unten für ihre abgelieferten Mitbringsel gefeiert. Gut gemacht, sehr brav! Und mein Ameisen-Ich? Kommt gar nicht erst an, weil es mit ihrem aufgesammelten Schrott auf der Stelle torkelt. *Mannomann.*

Ich lege mich zurück auf den Rücken, kreuze die Hände unter dem Kopf und schaue in den Himmel. Niemals würde ich es laut aussprechen, um uns den Reisetraum nicht mit meiner Tonspur zu versauen. Aber eines ist doch glasklar: Urlaub mit unerfülltem

Kinderwunsch ist ein bisschen so wie verreisen mit Liebeskummer. Man stellt sich vor, man könnte alles hinter sich lassen. Dort in der Ferne. Als würde man sich auf einen anderen Planeten beamen, an dessen Einreiseschalter man seine Sorgen abgibt. *So, bitte, ich mache jetzt Urlaub, wenn Sie meinen Hirnkrempel hier so lange verwahren könnten? Danke!* Und dann lässt man vor Ort die Seele baumeln und kommt endlich mal auf andere Gedanken, so heißt es doch immer. Ich sage es mal so: Genauso wenig, wie ich mir jemals eine Liebesabfuhr durch einen Langstreckenflug aus der Birne löschen konnte, gelingt mir das jetzt mit meinem fest eingespeicherten Schwangerschaftsprogramm. Schon im Flieger ging das los. Ich war neidisch auf das junge Paar in der Reihe vor uns, die wie wir nach Südostasien flogen, nur eben mit ihrer kleinen Tochter. Dann die ersten Nächte im Guesthouse: Toll eingerichtet, ganz neue Eindrücke, grandiose Aussicht von der Dachterrasse, und ich überlege, ob das Curry zu scharf ist oder mein Bauch wegen meines Eisprungs rumort. Und im Übrigen lästert mein Kopf schon seit ein paar Tagen über die zotigen Ferienprognosen, die einem so mancher Freund mit auf den Weg gegeben hat: »Super, da habt ihr richtig Zeit für losgelösten Sex!«

Ja sicher, zeig mir eine Frau auf dem Erdball, die unbedingt schwanger werden will und nicht jedes Mal daran denkt, ob es diesmal klappen könnte! Jetzt, in diesem völlig losgelösten Moment. Zeig mir eine! Ich jedenfalls kann das nicht abschalten. Nicht zu Hause und auch nicht hier. Sobald Markus und ich im Bett anfangen zu knutschen, horche ich auf sowas wie eine magische Vorahnung. *Tonight is the night!* Wie jeder zweite Instagram-Influencer würde ich mein Baby später nach dem Zeugungsort nennen. Unawatuna – super Name. Also, falls ich nochmal schwanger werde. Womit ich den gedanklichen Reisebegleiter, der mich am meisten quält, hervorkrame: Meine letzte OP ist sieben Monate her. In dieser Zeitspanne war mein Schwangerschaftstest längst wieder positiv gewesen. *Verflucht, klappt das überhaupt nochmal?*

Aber gut, dann seid ihr elenden Grübeleien halt mitgereist. Was soll's? Hier kriegt ihr mich trotzdem nicht klein. In diesem Paradies. Ich schweige euch einfach tot! Jeden Tag ein bisschen mehr. Lieber mit Herzschmerz am Meer aufwachen, als an einem grauen Regentag nach dem Licht am Ende des Tunnels suchen. Und bald habe ich so viel Sonne getankt, dass da kein Platz mehr für euch ist. Alles besetzt. Sorry, ihr müsst leider draußen bleiben.

Die Idee ist gut. Und ich bin stolz. Markus und ich sind mittlerweile zwei Wochen unterwegs, und ich habe nicht ein einziges Mal gejammert. Obwohl mir manchmal echt zum Heulen ist. So wie jetzt gerade. Wobei das kein Wunder ist, mitten in der Nacht. Das kenne ich ja schon von zu Hause. Und übrigens auch von meiner Oma. »Nachts sind alle Katzen grau«, hat sie früher immer gesagt. Als Kind habe ich nicht verstanden, was sie damit meinte. Heute weiß ich es umso besser. Wenn ich nachts aufwache, wird jede Kleinigkeit zum alles überrollenden Bulldozer-Problem. Ob nun zu Hause im eigenen Bett oder hier in der stockdunklen Bambushütte. Während alle anderen schlafen, kreist meine Trauer wie eine Fliege um den stinkenden Kuhfladen.

Apropos Fliege. Oder besser gesagt: Mücke! Wie ist dieses kleine Drecksvieh durch unser Moskitonetz reingekommen? Bzzzzzzz. Stille. Bzzzzzzzzzzzz. Direkt an meinem Ohr. *Schon wieder ein Insekt,* denke ich. Scheint sich wie ein roter Faden durch mein Ferienprogramm zu ziehen. *Und? Welche Tiere haben dich am meisten beeindruckt? Elefanten? Affen?* Nein, Ameisen. Und eine Mücke. Die mich in Sekunden zur Weißglut treibt. So sehr, dass ich sie töten will. Auf der Stelle. Aber wie, ohne Markus zu wecken? Den Schalter für die Deckenlampe könnte ich anknipsen, wenn ich durch das Netz nach draußen schlüpfe. Falls Markus bis dahin nicht senkrecht im Bett steht, wird er es spätestens tun, wenn ich die Mücke mit einem lauten Knall an der Wand zermatsche. Wofür ich wiederum ein Hilfsmittel bräuchte. Ein Buch. Oder eine Sandale. Eindeutig zu viel Aufwand für so ein kleines Tier. Ich versuche einfach wieder einzuschlafen. Ist sie überhaupt noch da? Bzzzzzzzzzz. Okay. Bzzzzzzzzzzzzzzzzzzz. Gleich raste ich aus. Bzzzzzzzzzzzzzzzzzzz …

»Hau ab«, zische ich in die Dunkelheit und wedele ein paarmal hektisch neben meinem Ohr hin und her.

»Was ist?«, schreckt Markus auf. Mist.

»Nichts, schlaf weiter«, flüstere ich. Bzzzzzz …

»Ist das eine Mücke?«, fragt Markus. Ich erkenne schemenhaft, dass er seinen Kopf hebt.

»JA, VERDAMMT!« Ich flippe wie auf Knopfdruck aus und schieße in einen aufrechten Sitz. »ES IST EINE SCHEISS MÜCKE!« Hilfe, ich erschrecke selbst über meine übertrieben laute Reaktion. Und weiß gleichzeitig, dass jeden Moment eine Menge aus mir rausplatzen wird. Weil ich es nicht länger halten kann.

»Dieses blöde Vieh, das mir jetzt auch noch um die Birne kreist! Weil mir meine dummen Gedanken nicht sowieso schon jede Nacht um die Ohren fliegen! Und mich noch nicht mal im Urlaub in Ruhe lassen!«, wettere ich mich in Rage und höre, dass ich hysterisch klinge. »Aber klar, easy, nehme ich auch noch! Immer hierher, du kleine Nervensäge, damit du mich zusätzlich in den Wahnsinn jagen kannst. Kein Problem, ich halte das schon aus! ICH HALTE SCHLIESSLICH ALLES AUS!«

Ich weine jetzt vor Wut und ziehe den Rotz in meiner Nase hoch. Wie überkochende Milch verteilt sich meine Verbitterung gerade in jede Zelle meines Körpers. Ich hebe meine Arme, als wären sie zentnerschwer, und lasse sie ungebremst auf die Matratze fallen. Mein Kopf fällt wie von selbst nach vorne, und ich wimmere ein verzweifeltes »Oh Mann«.

»Alles klar«, antwortet Markus ruhig nach einer kurzen Pause, als würde er sichergehen wollen, dass mein Ausbruch nun vorbei ist. »Warte, ich mache das Licht an.« Er steigt aus dem Bett und tastet sich zum Schalter. Ich schlage die Hände vors Gesicht, als mich die Helligkeit trifft.

»So, Kleine, was ist los?« Markus setzt sich seitlich hinter mich und schlingt seine Arme nach vorne über meine Schultern.

Ja, was ist eigentlich los?

»Ach, ich weiß nicht«, heule ich, »das geht mir alles so auf die Nerven. Es dreht sich nur noch um dieses Kind. Unser erstes wäre jetzt schon geboren. Das zweite auch. Mit dem dritten wäre ich hochschwanger. Und jetzt geht der ganze Dreck von vorne los. Wann klappt das wieder? Was müssen wir tun, damit es diesmal bleibt? Funktioniert das überhaupt nochmal? Die ganze Zeit foltert mich diese innere Stimme mit den immer gleichen Fragen. Sogar hier, am Strand. Weit weg von zu Hause. Wann hört das endlich auf? Wann?«

»Okay, verstehe«, sagt Markus. Er legt sein Kinn auf meine Schulter und küsst mich auf die Wange. »Jetzt beruhige dich erstmal. Möchtest du einen Schluck Wasser?« Er greift nach der Flasche auf dem kleinen Nachttisch.

»Nein danke«, lehne ich ab und hänge mich stattdessen erschöpft um seinen Hals. Markus wickelt mich in seine Arme und streichelt meinen Rücken.

»Alles gut«, sagt er ein paarmal hintereinander, bis ich wieder entspannter atme.

»Wieso platzt das eigentlich so plötzlich aus dir raus?«, fragt er, nachdem wir eine Weile stillsitzen, »du hast den ganzen Urlaub noch nicht einmal von dem Kinderthema geredet. Ich dachte, dir geht's grad ein wenig besser?«

Er löst seine Arme, nimmt mein Gesicht zwischen seine Hände und schaut mir in die Augen.

»Ja, das dachte ich auch«, antworte ich. »Ich wollte das so sehr und habe versucht, den Mist zu ignorieren. Ich war mir sicher, dass hier alles besser wird. Wenn ich nicht darüber rede. Und ich wollte uns die Zeit nicht verderben. Aber diese Schatten verfolgen mich überallhin. Ganz egal, wohin ich gehe oder wie weit ich verreise.

Und wenn ich daran denke, dass wir bald zurückfliegen, wird alles noch schlimmer. Mit Betty …«

Ich schaffe es nicht, den Satz auszusprechen. Die Aussicht, bald wieder mit Betty in einem Büro zu sitzen, nimmt mir die Luft. Sie kann nichts dafür, schon klar. Auch diesmal kann ich niemanden für die Situation verantwortlich machen. Dabei würde ich für diese besonders gerne jemanden in die Schnauze hauen. Als wäre es nicht unmenschlich genug, die eigenen Wünsche bis auf unbestimmte Zeit begraben zu müssen. Und ganz nebenbei kann ich natürlich mit links die Verluste verarbeiten, für die keiner etwas kann und die halt einfach so passieren. Drei Kinder, drei zerbrochene Visionen – und dann möglichst zügig zurück zum Optimismus. Damit das neue Baby dann wieder mit Kraft und guter Laune empfangen werden kann. Ja, ganz leicht, das kriege ich locker hin! Und während ich das alles mit Bravour erledige, schaue ich meiner Kollegin natürlich gerne dabei zu, wie ihr Bauch täglich ein bisschen mehr wächst. Überhaupt beobachte ich sie mit großem Vergnügen dabei, wie sie alle Traumfrequenzen durchläuft, die ich mir vorher selbst in den schönsten Farben ausgemalt habe. Und am Ende freue ich mich mit ihr, wenn sie schließlich in den Mutterschutz verabschiedet wird. Wie jede werdende Mama kann sie sich dabei entscheiden, ob sie ein, zwei oder drei Jahre zu Hause bleiben möchte. Das liegt ganz bei ihr und hängt lediglich von ihrer finanziellen Lage ab. Was soll ich da bitte zu melden haben? Schwanger, aber am Ende kein Kind. Und dafür ein paar Jahre nicht arbeiten? Sorry, da reicht es nicht aus, ein wenig embryonales Zellmaterial im Krankenhausmüll entsorgen zu lassen. Seien Sie bitte nach ein paar Tagen und natürlich voller Power zurück am Arbeitsplatz!

Je mehr ich darüber nachdenke, desto offensichtlicher finde ich es, dass niemand hinter dieser unlösbaren Aufgabe stecken kann! Wer würde sich so etwas Makabres ausdenken? Außer vielleicht ein Folterknecht in Guantanamo: »Mister Abu-Jamal, es ist doch Ihr größter Wunsch, Fußballprofi zu werden! Und wissen Sie was:

Wir schneiden Ihnen gleich beide Beine ab und danach schenken wir Ihnen eine Dauerkarte fürs Fußballstadion. Tataa, Überraschung! Dort können Sie dann sehen, was für unglaublich schöne Tore jeder andere mit zwei gesunden Füßen schießen kann. Und ja, schauen Sie auch gerne hin, wenn die Spieler mit Lob, Liebe und Ruhm überschüttet werden! Genießen Sie das so richtig. Und nein, einen Hinterausgang gibt es leider nicht, wir möchten Sie bitten, den Ehrenplatz auf der Tribüne während der gesamten Spieldauer nicht zu verlassen. Falls Sie Schmerzen in Ihren zwei Stümpfen bekommen, können Sie diese bitte einfach aushalten. Viel Spaß!«

Da klopft sie wieder an – diese Wut. Ob ich will oder nicht: Ich kann meine Gefühle nicht immer kontrollieren. Und ich kann sie offensichtlich nicht zu Hause lassen, während wir in den Urlaub fliegen. Weißt du was, Schicksal: Du kannst mich mal! So langsam habe ich die Schnauze voll. Die Wahrheit ist, dass ich dir mit voller Wucht in den Arsch treten will. Aber ich kann dich ja noch nicht mal sehen. Jeder Versuch, dich in die Flucht zu schlagen, wird zum Faustkampf ohne Gegner. Du elender Feigling.

»Ich kann das nicht.« Mehr bringe ich Markus gegenüber allerdings nicht raus.

»Ach, komm mal her«, packt er mich wieder in seine Umarmung. Er braucht keine weitere Erklärung. Völlig egal, ob ich den Mittelpart laut ausspreche. Er kann mich auch so verstehen.

»Ich finde, du machst das super. Du lässt dich nicht unterkriegen und zeigst dem Schicksal nach jedem Schlag den Mittelfinger. Das ist stark, echt!«, tröstet er mich.

Mein Buddhist des Herzens. Der immer weiß, was ich brauche. So wie jetzt diese Portion Verständnis, mit der er mich zur Ruhe bringt.

»Versprich mir eins«, fährt er fort, »rede mit mir, wenn es dir nicht gut geht. Ich will dir doch helfen. Und das kann ich nur, wenn du den Mund aufmachst. Du machst mir die Ferien schon nicht kaputt.«

Es ist schon komisch. Erst nachdem ich alles Aufgestaute ausgespuckt habe, kann ich unsere letzten Urlaubstage genießen. Und dabei dachte ich, dass Befreiung genau andersrum geht. Unter den Teppich kehren, zack, vergessen. Denkste, totale Sackgasse! In diesem Versteck unter der Oberfläche sammelt sich der Müll erst so richtig an, und der Haufen wird immer größer. Bis du drüber stolperst. Wieder was gelernt. Und die Kurve gekriegt.

Als Markus und ich im Flieger Richtung Heimat sitzen, lasse ich die Zeit auf der Insel Revue passieren. Die Mücke hat ihren Ausflug in unsere Bambushütte nicht überlebt. Markus entdeckte sie irgendwann an der Wand und machte sie blitzschnell platt. Für mich dagegen wurde nach dieser Nacht alles etwas leichter. Ich hatte meinen schweren Ballast für eine Weile abgelegt und jemanden gefunden, der mir beim Tragen hilft. Und nicht nur das: Markus überzeugte mich sogar, mit Betty zu reden, sobald ich zurück wäre. Sie würde mich verstehen und wir könnten versuchen, eine Lösung zu finden. Von da an fand ich es wirklich schön, wenn die rote Sonne abends hinterm Meereshorizont verschwand. Ich liebte die kleinen Wellen, die badewannenwarm um meine Füße plätscherten. Und den riesigen Ananas-Shake, den ich mir jeden Morgen nach dem Frühstück gönnte, sowieso.

Hoffentlich dreht sich die kleine Ameise nicht immer noch verzweifelt im Kreis. Armes Ding. Mein Fensterplatz gibt mir einen letzten Blick auf die weite Landschaft frei, bevor mich die abhebende Maschine in den Sitz drückt.

Ohne Kind und Karriere?

»Soll ich mitkommen?«, fragt Betty.

»Nein, ich schaffe das schon«, lächele ich sie an. Klingt überzeugend, dabei mache ich mir fast in die Hosen vor Angst. Ich habe Betty vor ein paar Tagen erklärt, warum ich sie nicht während ihrer Schwangerschaft begleiten kann. Und habe ihr damit die Kurzform meiner Befürchtungen offengelegt. Meinen Neid, das Zellmaterial im Müll und den Folterknecht behielt ich allerdings für mich. Sie hat mich trotzdem verstanden. Genau wie Markus vorhergesagt hat.

Zusammen haben sie und ich deshalb heute Morgen einen Plan entwickelt, den ich nun alleine umsetzen will. Oder besser gesagt: muss. Ich werde unseren beiden Firmenchefs die Wahrheit erzählen. Und sie bitten, meinen Schreibtisch bis zu Bettys vorübergehendem Abschied in ein anderes Büro zu stellen. Ich habe Herrn Schrader direkt nach unserem Gespräch angerufen und um einen Termin gebeten – er schlug mir vor, direkt im Büro der beiden vorbeizukommen. Denn was hatte ich im Urlaub gelernt? Darüber reden befreit! Und bringt Lösungen. So weit, so gut. Heißt aber natürlich auch, dass ich das jetzt durchziehen muss. Auch wenn ich mir total ins Hemd mache.

Ich habe zwar mittlerweile einigen Freunden von meinen Verlusten erzählt, gegenüber den Vorgesetzten ist so eine Offenbarung aber nochmal eine ganz andere Nummer. Ich habe Schiss, dass sie mich nach diesem Gespräch zu den Akten legen. Weil ich offiziell verkünde, ein Kind zu wollen. Was aber bis dato nicht geklappt hat. In meiner Vorstellung könnten mir beide dafür den Loser-Stempel aufdrücken:»Leidet unter ihrem Kinderwunsch, ist deshalb nicht belastbar und im Falle einer doch noch eintretenden Schwangerschaft weg vom Fenster. Lohnt sich nicht länger, in sie zu investieren.« Haken dran. Im schlimmsten Fall würden sie mir kündigen. *Oha, jetzt ist mir noch mulmiger.* Im Übrigen habe ich bisher auch kaum einem Mann von meinem Seelenschmerz erzählt. Und erst recht keinem so hohen Tier, bei dem ich sonst nur meine Arbeitsergebnisse abliefere. Keine Ahnung also, wie die Herren mit diesem intimen Geständnis umgehen.

Die Reaktionen darauf sind sowieso jedes Mal eine Wundertüte – ganz egal, wem ich meinen Leidensweg preisgebe. Ob im Freundeskreis, in der Familie oder gegenüber Ärzten: Letztlich kann ich nie wissen, ob mein Gegenüber mit Mitgefühl, Unverständnis oder Ratschlägen reagiert. Von »Das tut mir leid« über »Ist das denn so schlimm?« bis »Die Zeit heilt alle Wunden« habe ich schon alles erlebt. Und weiß deshalb bereits, dass es mir am meisten hilft, wenn mich jemand einfach versteht, mir zuhört und versichert, für mich da zu sein.

Aber das kann ich wohl kaum von meinen Chefs erwarten. Die werden vielleicht eher geschockt sein. Oder sauer, weil ich sie so unprofessionell überrolle. Kann auch sein, dass ich sie mit meinem Auftritt überfordere. Ich finde keine der Varianten besonders verlockend, und trotzdem komme ich nicht drum herum. Ansonsten bleibt nur, zu kündigen. Ja, das ist mein Ernst! Ich würde den Job lieber schmeißen, als mit meiner schwangeren Freundin das Büro zu teilen. Den täglichen Schmerz würde ich nicht aushalten, diese Erkenntnis ist auch nach unserer Fernreise geblieben.

Deshalb: Augen zu und durch. Shit, wenn ich nur nicht so aufgeregt wäre! Meine Güte, dabei bin ich seit über zehn Jahren im Berufsleben und habe selbst als Führungskraft gearbeitet. Aber dieser bevorstehende Seelenstriptease wirft mich gerade völlig aus der Bahn.

Meine Chefs sitzen eine Etage höher. Ich nehme die Treppe. »Hallo, Frau Diehl.« *Was? Oh, war das Herr Klemm?* Ich drehe mich um, sehe meinen Kollegen nur noch von hinten. Zu spät, nun brauche ich ihn auch nicht mehr zurückzugrüßen. *Sorry, bin grad ganz woanders mit meinen Gedanken!* Ich lese mich durch die Namensschilder im Flur, bleibe schließlich vor der Tür der beiden Firmenbosse stehen. Mein Herz klopft mir bis zum Hals. Ich schaue auf meine Hand, die wie blöde zittert. Am liebsten würde ich umdrehen. Ist das die schlechteste Idee, die ich je hatte? Blamiere ich mich gleich bis auf die Knochen und katapultiere mich selbst ins Aus?

»Komm schon!«, ermutige ich mich leise und klopfe.

»Ja?« Ich erkenne die Stimme von Herrn Schrader, der mich bittet hereinzukommen. Ich öffne die Tür.

»Hallo, Frau Diehl!«, begrüßt mich jetzt auch Herr Funkenberg. Die beiden Männer stehen auf, ich folge ihnen zum runden Meetingtisch in der Ecke. Herr Funkenberg knöpft das Jackett seines Anzugs auf, bevor er sich setzt, Herr Schrader lässt seines über dem Bürostuhl hängen. *Puh, das sind halt so richtig zugeknöpfte Chefs,* stelle ich fest, als wir uns zu dritt gegenübersitzen. In Anbetracht dessen, was ich den beiden gleich servieren will, hemmt mich ihr konservativer Auftritt zusätzlich.

Vielleicht hat Herr Schrader meinen Blick gedeutet, er eröffnet das Gespräch jedenfalls betont locker: »Na, was können wir denn für Sie tun, Frau Diehl? Sind sie hier, um sich freiwillig für die Planung der Weihnachtsfeier zu melden? Das würde uns natürlich ganz besonders freuen!« Er schmunzelt über seinen Einstiegsgag, Herr Funkenberg steigt mit ein. Ich überlege, ob ich seine Frage einfach bejahe. Oder mir auf die Schnelle noch ein anderes Anliegen aus den Fingern sauge.

»Nicht ganz«, starte ich stattdessen zögerlich und werde rot. Super, sehr souverän. Ich räuspere mich. »Also eigentlich geht es um was ganz anderes …« Ich muss kurz eine Pause machen und schnell nochmal auf sieben ausatmen. *Eins, zwei, drei, vier* … Das dauert zu lange.

Meine Chefs schauen mich erwartungsvoll an.

»Alles klar«, sagt Herr Schrader, dessen Stimme jetzt ernster auf mich reagiert, »dann schießen Sie mal los.«

»Ich möchte nicht mehr mit Betty im Büro sitzen. Also mit Frau Heinrich …«, haue ich als Erstes raus.

Herr Schrader schaut mich verwundert an: »Okay, weil …?«

»Weil sie schwanger ist und ich nicht. Ich habe drei Kinder verloren und halte das nicht aus.« *Oh Gott, wie so eine Dreijährige.* Aber mehr als diese hingeworfenen Sätze ist nicht drin. Ich bin zu nervös. Aber jetzt ist es raus. Wenn auch etwas vereinfacht. *Verdammt, ist das heiß hier drin!* Mein Kopf glüht. Ich schätze, ich sehe aus wie ein Feuermelder. Ich räuspere mich wieder. Ich sehe meinen Chefs an, dass sie mit allem gerechnet hätten, nur nicht mit dieser Offenbarung.

»Und wo möchten Sie stattdessen sitzen?«, übernimmt jetzt Herr Funkenberg.

Berechtigte Frage. Auf die ich so schnell keine Antwort habe. Ich hatte mich auf andere Rückfragen vorbereitet: *Trauen Sie sich das laufende Projekt trotzdem zu? Müssen wir mit weiteren Krankheitsausfällen rechnen? Versuchen Sie immer noch ein Kind zu bekommen?*

»Ähm, ich weiß es nicht«, stottere ich. »Vielleicht ist in der IT-Abteilung noch was frei?« In der IT? Da willst du sitzen? Zwischen den Computernerds? Fällt dir noch was Bescheuerteres ein? Nein, erstmal will ich hier nur schnell wieder raus!

»Gut, Frau Diehl«, antwortet Herr Schrader mit fester Stimme. »Das ist theoretisch kein Problem und ich kann dort gerne für Sie nachfragen. Aber so richtig sehe ich Sie da nicht. Es gibt dort kaum Platz und Ruhe, um richtig arbeiten zu können.«

Ja eben, sag ich doch: Scheißidee! Und aus der Nummer komme ich jetzt auch nicht mehr raus. Sauber, Christina, Karriere in Windeseile ruiniert!

»Darf ich Ihnen daher einen Vorschlag machen?«, setzt Herr Schrader nochmal an.

Einen Vorschlag? Was denn für einen Vorschlag? Dass ich lieber gleich ganz woanders arbeiten sollte?

»Äh ja, ich denke schon«, antworte ich. Mein Misstrauen sieht er mir hoffentlich nicht an.

»Was halten Sie davon, dass Sie jederzeit entscheiden können, ob Sie Ihren Job von zu Hause erledigen möchten. Sie bleiben also einfach im Homeoffice, wann immer Ihnen danach ist.«

Stille. Ich bin nicht sicher, ob ich das jetzt richtig verstanden habe. Also nochmal: *Von zu Hause aus arbeiten, wann immer ich Bock darauf habe? Okay, sehr nice. Aber mal ehrlich, liebe Herren: Wo ist der Haken? Das ist doch ein Trick!* Unmöglich, dass mein Problem so einfach zu lösen wäre. Ich weiß von zwei Kollegen, die zweimal die Woche von zu Hause aus arbeiten. Beide haben mir erzählt, dass sie einige zähe Verhandlungen führen mussten, bis ihr Antrag auf Homeoffice genehmigt wurde. Also raus damit: *Wie hoch wäre mein Kampfeinsatz?*

»Klingt nach einer guten Idee, aber was muss ich dafür tun?«, frage ich deshalb. *Jaha, ich habe euch nämlich durchschaut! Als ob ich im Job irgendetwas geschenkt bekommen würde, das wäre ja was ganz Neues!* Ohne Fleiß kein Preis, dieses Erfolgsmantra kenne ich nun wirklich in- und auswendig. Jetzt bin ich gespannt. So leicht lasse ich mich nicht aufs Glatteis führen. *Na?*

»Sie müssten sich dafür einen sogenannten Token aus der IT abholen, damit Sie sich von zu Hause aus in unsere Arbeitsumgebung einwählen können«, springt jetzt Herr Funkenberg wieder mit ein. »Ich werde das nach unserem Termin direkt für Sie veranlassen. Und noch etwas, Frau Diehl: Es tut uns sehr leid, von Ihren Verlusten zu hören. Geben Sie uns gerne Bescheid, wenn wir sonst noch irgendetwas für Sie tun können.«

Wow, verrückt! Das hörte sich jetzt gar nicht mehr nach einer Falle an. Vielmehr nach einer zielgenauen Antwort. Ich habe den beiden mein Problem geschildert, und die tüten die Lösung offensichtlich ohne Umschweife und passgenau ein. Ich bin zwar irgendwo irritiert über die prompte Reaktion meiner Chefs, gleichzeitig fällt mir aber eine ganze Felsformation vom Herzen. Also, das nenne ich mal Problembewältigung der leichten Art. Mit einem wirklich überschaubaren Einsatz meinerseits. Meine Angst vor Diskriminierung und Rauschmiss? Scheinbar völlig unbegründet. Was für coole Typen!

»Danke!«, bringe ich meine Erleichterung auf den Punkt und lächele von einem Chef zum anderen.

»Gerne«, fasst Herr Schrader zusammen, als wir aufstehen. Beide begleiten mich zur Tür, Herr Funkenberg schließt sie hinter mir. Ich bleibe noch einen Moment im Flur stehen. Fünf Minuten Chefetage: Problem gelöst. Ich gehe ein paar Schritte Richtung Treppe, drehe mich nochmal zur Bürotür um. »Ts ...«, schüttele ich den Kopf. Wenn doch immer alles so einfach wäre.

Der Rat fürs neue Leben

Apropos einfach. Wäre doch schön, wenn das auch fürs Kinderkriegen gelten würde. Dieses Thema habe ich jedenfalls sofort wieder auf dem Programm, nachdem mein Jobproblem so easy gelöst worden ist. Meine Bestandsaufnahme bis hierhin: Die bisherigen Behandlungsmethoden haben nicht funktioniert, und ich werde aktuell nicht schwanger. Das war bei den ersten Versuchen anders. Dreimal hielt ich rasant schnell hintereinander einen positiven Test in den Händen und musste deshalb zunächst nicht allzu tief in die medizinische Trickkiste greifen. Jetzt aber ist die Zeit reif für schwerere Geschütze. Geld und Aufwand sollen ab sofort keine Rolle mehr spielen, wenn es um die Erfüllung meines Babytraums geht! Was ich jetzt brauche, sind Experten. Wahre Kenner, die sich mit der Materie bestens auskennen und wissen, wie der Kinderwunschhase läuft.

Dazu recherchiere ich mich erstmal durch das World Wide Web. Hier finde ich alles von A wie »Alle relevanten Kinderwunschärzte im Umkreis von 100 km« bis Z wie »Zykluskontrolle als Schwangerschaftsgarant«. Ich lese Bewertungen über Heilpraktiker, Kinderwunschcoaches und Profis aus der chinesischen Medizin. Mich interessiert vor allem deren Erfolgsquote: Wie viele Frauen berichten auf den Webseiten von der Empfängnis ihres Wunschkindes? Daraus filtere ich ein »Best of« aller Schwangerschaftsgurus und -tipps, die ich mir im Notizbuch meines Handy notiere. Zunächst möchte ich ihre Expertise telefonisch abklopfen, das nehme ich mir für die kommende Zeit vor.

Gut, das wäre also der erste Schritt. Was kommt als Nächstes? Was muss ich tun, damit ich nochmal schwanger werde und diesmal auch bleibe? Um das herauszufinden, werde ich zusätzlich jeden fragen, dem ich eine halbwegs brauchbare Antwort zutraue.

»Bei einer Freundin von Silke hat es geklappt, als sie aufgegeben hatte.«

Aha. Aufgeben.

»Erst als sie sich einen Hund gekauft hat, ist sie plötzlich schwanger geworden.«

Verstehe. Aber ich mag keine Hunde.

Sätze wie diese höre ich seit meiner Suche nach Hilfe immerzu. Von Ärzten, von der Yogalehrerin, von Freundinnen. Jeder will eine immer noch unglaublichere Geschichte von einer plötzlichen Empfängnis gehört haben. Von der Frau XY, deren Mann sich eigentlich schon sterilisieren lassen hat. Von der Nachbarin, schon in den Wechseljahren, als der Arzt einen Embryo auf dem Ultraschallmonitor entdeckte. Ich nehme an, dass jeder es gut meint. Es soll mir helfen, an mein eigenes Wunder zu glauben. Aber ehrlich gesagt, stehe ich nach jeder dieser Storys ratloser da als vorher! Wie soll das gehen? Wie gebe ich mal eben auf?

»Ich kenne so viele Paare, bei denen sich Nachwuchs ankündigte, nachdem sie gar nicht mehr daran gedacht haben.«

Eine der häufigsten Empfehlungen: Nicht mehr daran denken. Das hat ja bereits im Urlaub so außergewöhnlich gut geklappt. Echt jetzt, Leute, das soll die Lösung sein? Der Wille dazu mag nach der ersten Fehlgeburt noch in mir gebrannt haben – aber nach drei? Wie zur Hölle soll ich nicht mehr daran denken? Ich schlafe seit Monaten mit dem Gedanken ein und wache mit ihm auf. Nicht mehr daran denken – ja sicher! Und selbst wenn mir das gelingen sollte und ich dadurch wieder schwanger werden würde: Schützt dieser wundersame Rat dann auch vor weiteren Fehlgeburten?

Ich stelle fest: Das Allerheilmittel für mein Kinderglück ist bisher nicht dabei gewesen. Im Gegenteil. Nach all den Erzählungen haben sich neue quälende Fragen in meinem Kopf eingenistet:

Bei jeder anderen hat es also doch irgendwann geklappt?

Was, wenn es aber bei mir anders ist?

Bin ich dann die, von der man später als Ausnahme erzählt?

»Also, ich kannte mal eine, die hatte drei Fehlgeburten und ist am Ende trotzdem leer ausgegangen. Ist aber echt die Einzige, die ich kenne. Keine Ahnung, was mit der nicht gestimmt hat. Dabei habe ich ihr noch geraten, eine Weile an nichts zu denken. Tja, hat sie wohl nicht gemacht ...«

»Willst du mal hören?«, frage ich Markus, nachdem ich einige Wochen später sämtliche infrage kommenden Kandidaten um Rat gebeten habe. »Ich habe alle Empfehlungen für eine neue, gesunde Schwangerschaft in eine Liste gepackt.« Es ist Samstagmorgen, wir liegen noch im Bett.

»Okay«, dreht er sich zu mir, »dann schieß mal los.«

»Also, pass auf.« Ich öffne die Datei in meinem Handy und lese vor:

+ entspannen
+ gesund ernähren
+ zunehmen
+ nicht zu viel Salz essen
+ auf Zucker verzichten
+ Fleisch essen
+ kein Fleisch essen
+ warm essen
+ genug trinken
+ eiweißreich ernähren
+ den Zyklus überwachen
+ häufig Sex haben

+ Spaß am Sex haben
+ loslassen
+ die Füße warm halten
+ täglich meditieren
+ Yoga machen
+ an sich glauben
+ sich selbst lieben
+ positiv denken
+ es sich mehr wünschen
+ Akupunktur machen
+ TCM ausprobieren
+ zum Heilpraktiker gehen
+ akzeptieren, was ist
+ sich was Gutes tun
+ vertrauen
+ verzeihen
+ dankbar sein
+ nicht neidisch sein
+ adoptieren
+ nicht darauf versteifen
+ locker sein
+ es anderen gönnen
+ die Hoffnung nicht aufgeben

Fertig. Ich schaue Markus an. Der zieht seine Augenbrauen hoch und pustet ein »Puhhh« durch seine Lippen.

»Ich sag mal so: Das sind eine Menge Informationen«, fasst er schließlich süffisant lachend zusammen.

»Ja, weißte Bescheid«, bestätige ich sein Urteil ironisch, »alles ganz einfach. Halte dich einfach an die 500 Regeln, die sich teilweise sogar widersprechen, und die Sache ist geritzt.«

»Mhm, genau«, steigt der mit ein, »und ganz ohne zu wissen, wo du nun anfangen oder aufhören musst.« Wir liegen eine Weile still nebeneinander, bis Markus wieder in einen ernsten Modus wechselt: »Wollen wir nicht lieber nochmal Frau Dr. Bruck fragen, was wir tun können? Vielleicht hat die ja doch noch eine Idee.«

Ja, vielleicht. Wie es aussieht, kann man aus diesem Ratschlag-Dschungel jedenfalls nicht schlau werden. »Ich rufe sie morgen an«, beschließe ich das Thema deshalb, »mal sehen, ob sie noch ein Wundermittel aus ihrer Arzt-Schublade zaubert.«

All diese Ratschläge sind sicher oft gut gemeint. Die schlechte Nachricht: Sie helfen nur meistens nicht! Jedenfalls ist das bei mir der Fall.

Ganz hoch im Kurs der destruktivsten Empfehlungen stehen bei mir »Bleib positiv!« oder »Denk einfach nicht mehr darüber nach!«. Auf diese Weise, so heißt es oft, würde es dann endlich klappen mit der gesund verlaufenden Schwangerschaft. Das Problem: Kaum eine Frau, die Schwierigkeiten hat, ein Kind zu bekommen, kann trotz ihrer Rückschläge positiv bleiben oder nicht mehr darüber nachdenken. Stattdessen bekommt sie aber nun das Gefühl, die Ratschläge unbedingt einhalten zu müssen, um die Chance auf eine erfolgreiche Schwangerschaft zu erhöhen. Dadurch wächst der Druck, der wiederum jegliche Entspannung unmöglich macht. Ein Teufelskreis!

Es sollte lange dauern, bis ich verinnerlichen würde, dass ich sowieso schon alles in meiner Macht Stehende tue, um ein Baby zu bekommen. Niemand sollte sich gezwungen fühlen, noch mehr leisten zu müssen. Aber das ist einfacher gesagt als getan.

Catch me if you can

Gleich drehe ich durch! Ich trommele wie wild mit den Fingern auf das Lenkrad. »Komm schon!«, zische ich die Ampel durch die Scheibe an. Als ob das was bringen würde. Ist wie vorm Toaster warten, bis der Toast rausspringt. Dauert dann nur dreimal so lang. *Nun maaach!* Grün, endlich! Ich drücke das Gaspedal voll durch, der Motor jault auf, weil ich viel zu früh vom zweiten in den dritten Gang wechsle. Ich jage die kleine Karre bis zur nächsten Straßenecke. Bei jedem Anfahren drücke ich mich nach vorne aus dem Sitz, bis meine Nase fast an die Frontscheibe titscht. Irrational, ich weiß. Ich biege um die Ecke und: fahre schnurstracks in die nächste Rotphase. Das ist schon die dritte!

Ich krame das Handy aus der Mittelkonsole und wähle nochmal Markus' Nummer. Warum geht der nicht dran? Mailbox. Das darf doch nicht wahr sein! Ich feuere das Handy auf den Beifahrersitz, von dem es im hohen Bogen hochfedert und im Fußraum landet. »Verdammt!«

Die Uhr springt eine Minute weiter. 8.02 Uhr. Wahrscheinlich ist er unter der Dusche. Ich muss ihn auf jeden Fall noch erwischen, bevor er das Haus verlässt. Hoffentlich stellt er sein Telefon vorher noch an. Wieder springt die Ampel auf Grün. Wenn ich noch einmal ordentlich Gas gebe, bin ich gleich zu Hause.

Es klingelt. Im Fußraum. *Na toll.* Hier kann ich nicht halten, der Typ hinter mir drängelt wie ein Irrer. Ich strecke mich zum Handy, während ich halb runtergebeugt die Straße fixiere. Zumindest den

Teil davon, den ich knapp unter dem Lenkrad noch sehen kann. Gefährliche Nummer, aber lebensnotwendig. Ich muss da jetzt dran! Ich kriege das Ding zu greifen und drücke auf Annehmen. »Hallo!« Klick, aufgelegt. Nee, oder? Das darf nicht wahr sein: »Hallooo?« Keine Antwort. Wahlwiederholung, schnell! Noch eine rote Ampel, zum Glück. Es läutet. Einmal, zweimal, dreimal – »Markus, hallo?«

»Mann, wo bist du?«, keife ich los.

»Ähm, ich war unter der Dusche? Wo soll ich sein?«

»Gut, dann zieh dich nicht an, ich bin gleich da. Wir müssen nachlegen. Und zwar schnell, bevor du zur Arbeit gehst!«

»Wir müssen was? Wovon redest du?« Ich kann hören, dass er ungehalten wird.

»Wir müssen nochmal in die Kiste, und zwar jetzt! Ich komme gerade von Frau Dr. Bruck, und wir haben anscheinend den Eisprung verpasst! Wenn wir noch schnell Verkehr haben, ist der Zyklus vielleicht noch nicht verloren, sagt sie!«

Bisher ist Markus zu allen Anforderungen rund um das Kinderkriegen am Start gewesen, diesmal zeigt er mir zum ersten Mal den Vogel. Nach meiner panischen Rallye durch die Stadt lässt er sich zwar letztlich auf den spontanen Morgenbeischlaf ein, allerdings nur unter lautstarkem Protest: »Hör mal, ich bin doch kein Zuchthengst, der zu jeder Tages- und Nachtzeit zur Verfügung steht!«

Wir bekommen uns in die Haare, weil ich auf dem Schnellschuss bestehe, während er an meine Vernunft appelliert. »Ich verstehe ja den Zeitdruck. Aber glaubst du ernsthaft, dass so eine Harakiri-Aktion funktioniert? Das Ei ist doch eh schon über alle Berge.«

So ist es bestimmt, wir haben keine Chance, das längst abgesprungene Ding noch einzufangen. Stattdessen gibt's ein völlig runtergerotztes Liebesspiel, das auch noch im Streit endet. Großartig. Markus kommt eine halbe Stunde zu spät aus dem Haus, während ich noch eine Weile im Bett bleibe und eine Kerze mache. Ja, wirklich wahr: Wie beim Yoga strecke ich die Beine zur Decke, während Markus seine Klamotten aus dem Schrank sucht. Auch das habe ich mal gelesen: Wenn ich nach dem Verkehr eine Kerze mache, kann ich die Spermien auf ihrem Weg zur Eizelle unterstützen. Manchmal kann ich selbst nicht mehr fassen, was ich für einen Quatsch mitmache. Lächerlich.

Knapp zwei Wochen später wage ich mich an einen Schwangerschaftstest. Ich fische den Test zum fünften Mal aus dem Papierkorb, um das Ergebnis zu checken. Ist da nicht doch ein Schatten zu sehen? In manchen Foren wird sich erzählt, dass die Stäbchen erst einige Zeit später das finale Ergebnis anzeigen, weil sich der zweite Strich – oh Wunder – ganz langsam nachfärbt. Ich halte mir das Ding so nah vor die Augen, dass ich die Anzeige gerade noch scharf stellen kann. Nein, eindeutig nicht. Der eine Balken ist klar zu erkennen, daneben ist alles blütenweiß. Oh Gott, das macht mich fertig. Ich werde seit neun Monaten nicht schwanger und leide nach jedem verstrichenen Zyklus wie ein Hund. Immer wieder die niederschmetternde Gewissheit, dass es nicht hingehauen hat.

Mein 39. Geburtstag steht nach meiner mittlerweile fast dreijährigen Talfahrt unmittelbar bevor, und ich freue mich so sehr auf diesen Tag wie ein Todeskandidat auf seine Henkersmahlzeit. Wenn bei den nächsten Versuchen nicht endlich mal ein Treffer dabei ist, geht die Rechnung mit der unter 40-jährigen Mutter nicht mehr auf. Wobei das längst nicht mehr meine größte Sorge ist. *Werde ich überhaupt noch Mama?* DAS ist doch die Frage! Meine biologische Uhr tickt jedenfalls schon lange nicht mehr leise vor sich hin. Sie läutet mittlerweile ohrenbetäubend laut, so wie die mannshohen Glocken des Kölner Doms.

Dabei hat die ursprüngliche Idee von Frau Dr. Bruck vielversprechend geklungen. Sie schlug vor, meine Eier zu pimpen, damit dann eines vorm Sprung besonders gestärkt um das passende Spermium buhlen könnte. Gut, das waren nicht ihre genauen Worte, aber so hatte ich es Markus nach meinem Arztbesuch vor einigen Wochen erklärt. Um den Follikel – wie man die Hülle einer heranreifenden Eizelle unter Medizinern nennt – auf das perfekte Maß zu bringen, müsste ich mir Hormone spritzen und an Tag 10 des aktuellen Zyklus zur Ultraschallkontrolle erscheinen. So könnte sie den genauen Zeitpunkt für den Geschlechtsverkehr festlegen, um die Chancen für eine erneute Schwangerschaft zu erhöhen.

So weit der Plan, und der ging innerhalb des ersten Monats zumindest noch ansatzweise auf: Ich setzte mir meine tägliche Injektion in die Bauchfalte. Wobei das die vereinfachte Version ist. Beim ersten Versuch klemmte ich mir den Hüftspeck zwischen meine Finger und brauchte eine Ewigkeit, um mir die Nadel in die eigene Haut zu rammen. Ich hasse es ja schon, wenn mir jemand anderer eine Spritze verpasst. Bei der Vorstellung, sich das Teil selbst reinzustechen, hat mein Hirn deshalb anfangs komplett blockiert. *Wieso um alles in der Welt willst du dich selbst verletzen?*, fragte mich mein Verstand jeden Morgen, bevor ich mich zum Nadelstich überwinden konnte.

Nach der zehnten Dosis war ich stolz über meine erfolgreich absolvierte Eigenbehandlung, und Frau Dr. Bruck maß das Ei mittels Ultraschallgerät aus. Sie legte Tag 12 für unseren Koitus fest. Schwanger war ich nach der aufwändigen Aktion trotzdem nicht, weshalb es einen zweiten Versuch geben sollte. Wieder hieß es: rein mit den Hormonen. Die Nebenwirkungen versuchte ich mit Würde wegzustecken. »Es kann zu Stimmungsschwankungen kommen« stand im Beipackzettel des Spritzenkartons. Als ob ich die noch an irgendetwas festmachen konnte. Die hatte ich eh, ob nun mit oder ohne Hormondosis am Morgen.

Ich habe mich also auch dieses Mal gewissenhaft an die Vorschriften gehalten, nur der Follikel eben nicht. Der hat sich viel zu früh an den hormonellen Zusätzen sattgefressen und einen vorzeitigen Abgang gemacht. Fast unnötig zu erwähnen, dass das nach Aussagen von Frau Dr. Bruck fast nie vorkommt. Sonderfall, mal wieder. Sie hat mir trotz der Ausnahmeerscheinung zum schnellen Matratzen-Endspurt geraten, um die Eizelle auf halbem Wege doch noch einzufangen. Nur eines hat sie offenbar vergessen: Bei mir funktionierte das mit den seltenen Fällen bisher einwandfrei in die negative Richtung. Wenn's allerdings um positive Sechser im Lotto ging, gehörte ich bisher nicht zu den Gewinnerinnen.

Und deshalb heißt es auch diesmal: Das war wohl nichts. Mein Bauch wird wieder nicht wachsen. Stattdessen ist er mit dunkelblauen Flecken übersät, die sich nach den Spritzen wie ausgelaufenes Wasser unter die Haut gemalt haben. Bis ich mich aus dem seelischen Tief holen kann, wird es wieder ein paar Tage dauern. Das sei ja auch kein Wunder, meinte meine Therapeutin Frau Willer während meiner letzten Sitzung, schließlich würde ich mich jedes Mal von einem Kind verabschieden. Ja, das trifft es ziemlich gut. Mittlerweile quält mich meine Periode nicht nur mit Unterleibskrämpfen und lästigem Hantieren mit Tampons und Binden. Zusätzlich sorgt sie nun alle vier Wochen für einen emotionalen Absturz wegen jeder verlorenen Chance.

Mein Handy leuchtet auf. Leonie ruft an, meine ehemalige Kollegin und Freundin aus Hamburg. Unser Kontakt ist durch unsere räumliche Distanz weniger geworden, trotzdem sind wir noch eng miteinander verbunden. Wann immer ich in Hamburg bin, besuche ich sie, dazwischen bringen wir uns alle paar Wochen auf den neuesten Stand. Sie und ihre große Liebe aus Dubai sind mittlerweile verheiratet und gemeinsam zurück in die Hansestadt gezogen. Leonie hatte vor ein paar Wochen auch eine Fehlgeburt, das hat sie mir beim letzten Mal erzählt. *Schon wieder eine, die es getroffen hat*, dachte ich damals. Jetzt habe ich Schiss, dass sie mir von ihrer neuen Schwangerschaft erzählt. *Sorry, Leonie, das packe ich heute nicht mehr. Ich rufe dich später zurück.*

Ich warte, bis ihr Name nicht mehr auf dem Display aufleuchtet. Boa, jetzt mache ich mich erstmal auf dem Sofa lang. »Piep«, das Handy schiebt noch eine Nachricht hinterher – Leonie hat auf die Mailbox gequatscht. Das passt nicht zu ihr, eine neue Schwangerschaft würde sie mir nicht auf Band sprechen. Aber was ist so dringend, dass sie mir dazu sogar eine Nachricht hinterlässt? Keine Chance, das jetzt noch zu ignorieren. Ich wähle die Mailbox-Nummer zum Abhören.

»Hi, Christina. Du, ruf mich mal zurück. Ich habe nach Monaten eine Diagnose nach meiner Fehlgeburt bekommen und musste dabei an dich denken. Wer weiß, vielleicht wurde das noch nicht bei dir gecheckt. Bis später!«

Oha, ein neuer Ratschlag. Sicher wieder gut gemeint, aber eigentlich hatte ich ja genug davon. Wie viele Flöhe haben sich schon in mein Ohr gesetzt, bevor sie unverrichteter Dinge wieder abgesprungen sind. Andererseits ruft mich Leonie bestimmt nicht an, um mir ein »Entspann dich mal« zu hinterlassen. Ach Mist, ich bin echt im Eimer, aber jetzt will ich auch wissen, was los ist!

»Ich habe das Asherman-Syndrom«, erklärt mir Leonie, nachdem wir uns überschwänglich am Telefon begrüßt haben.

»Du hast WAS? Wovon redest du?«, frage ich nach.

»Ach, ich hatte doch Ende letzten Jahres eine Fehlgeburt. Und danach wurde ich nicht mehr schwanger. Nach einer Gebärmutterspiegelung stellte man dann fest, dass nach meiner OP Vernarbungen entstanden sind, die eine weitere Schwangerschaft verhindern. Und dieses Krankheitsbild nennt man das Asherman-Syndrom. Ist superselten, selbst meine Ärztin wusste nicht viel darüber. Tja, und mich hat es scheinbar erwischt.«

Aha. Asherman. Nie gehört.

»Und nun? Was kann man da machen?«, will ich wissen.

»Ich werde nächste Woche von einem Spezialisten operiert, um die Verwachsungen zu entfernen. Und danach sollte der Apparat dann hoffentlich wieder laufen«, lässt sie mich wissen. »Christina, ich kann dir nur raten: Lass das unbedingt untersuchen. Wenn uns ein befreundeter Arzt nicht darauf aufmerksam gemacht hätte, wären wir nie darauf gekommen!«

Ich habe es geahnt. Der Floh sitzt. Und das ist total untertrieben: Nach dem Gespräch mit Leonie tanzt ein ganzer Flohzirkus durch mein Ohr! Ich kann über nichts anderes mehr nachdenken. Asherman. Was ist das überhaupt für ein Name? Und warum hat das in meinem Fall noch niemand erwähnt? Noch nicht mal der Dr. Oberschlauberger aus Bonn, der jedes noch so gut getarnte Versteck nach einer Lösung absuchen sollte. Ich google das mal. Hier, Asherman-Syndrom. Es ist nach einem der zwei Gynäkologen benannt, die das Krankheitsbild als Erste beschrieben haben. »Demnach erklärte Joseph Gustav Asherman, dass sich nach Gebärmutter-OPs Verwachsungen und Verklebungen bilden können, die Schwangerschaften verhindern oder für häufige Fehlgeburten verantwortlich sein können.« Täusche ich mich, oder hört sich das so an, als hätte hier jemand meine Diagnose eingetippt? Verdammte Axt, bei Leonie haben sich nach einer einzigen OP Vernarbungen gebildet. Ich hatte drei, da ist die Chance dreimal so hoch! Haben alle Superprofis das vielleicht übersehen? Ganz logisch, dass ich Frau Dr. Bruck darauf ansprechen muss!

»Nein, Frau Diehl«, winkt die bei meinem nächsten Termin ab. »Das haben Sie ganz sicher nicht!«

»Okay?« Ich bin sowas von null Komma null überzeugt.

»Nein wirklich«, fährt sie fort, »das ist so selten. Ich kann Ihre Sorge verstehen, aber schlagen Sie sich das mal aus dem Kopf. Das würde im Ultraschall ganz anders aussehen.«

Gut. Ich schlage mir das also aus dem Kopf. Zumindest für die nächste halbe Stunde. So lange brauche ich, bis ich wieder zu Hause bin und es mir vorkommt, als hätte Joseph Gustav Asherman persönlich Vernarbungen in meiner Gebärmutter entdeckt. Ich glaube, Leonie hat recht: Ich habe das superseltene Syndrom!

Nach einer weiteren Viertelstunde scheint mir meine Eigendiagnose so plausibel, dass ich meine Scham überwinde und nochmal in der Praxis von Frau Dr. Bruck anrufe. Mir doch egal, wenn die mich für verrückt halten, es geht schließlich um meine Zukunft!

»Ah, Frau Diehl«, begrüßt mich die Arzthelferin mit dem guten Gedächtnis, »haben wir vorhin noch etwas vergessen?«

»Nein, ich rufe an, weil ich mit Frau Dr. Bruck nochmal über das Asherman-Syndrom sprechen möchte«, antworte ich.

»Über was?«, lautet die Rückfrage, »davon habe ich noch nie gehört. Aber ich schreibe es für Frau Dr. Bruck auf. Können Sie mir das buchstabieren?«

»Klar. A-S-H-E-R-M-A-N«. Ich könnte das Wort bereits rückwärts aufsagen. *Soll ich?*

Frau Dr. Bruck ruft mich kurz nach meinem Anruf zurück und klingt schon beim ersten Satz leicht genervt: »Frau Diehl, ich habe Ihnen doch gesagt, dass diese Vernarbungen sehr selten vorkommen. Eine zusätzliche Untersuchung macht aus meiner Sicht überhaupt keinen Sinn.«

»Ich würde das trotzdem gerne überprüfen lassen«, lasse ich nicht locker. »Ich möchte einfach auf Nummer sicher gehen.«

»Na gut, Frau Diehl«, lenkt Frau Dr. Bruck schließlich ein, »ich notiere Ihnen eine Klinik, in der Sie eine Gebärmutterspiegelung durchführen lassen können. Die Überweisung dafür holen Sie sich dann in den nächsten Tagen ab, okay?«

»Ja, danke, Frau Dr. Bruck«, antworte ich erleichtert. Meine Hartnäckigkeit ist mir etwas peinlich. Andererseits bin ich stolz, weil ich bekommen habe, was ich wollte.

Eine Woche später lege ich die Überweisung auf den Empfangstisch der Klinik, die Frau Dr. Bruck mir für die Untersuchung aufgeschrieben hat. Herr Dr. Wagner würde die *Hysteroskopie* bei mir vornehmen, erklärt mir die Dame, die meine Daten einliest. Das ist scheinbar der medizinische Begriff für Gebärmutterspiegelung. Ich bin kein besonders großer Freund von männlichen Gynäkologen, die mich untenrum untersuchen, wahrscheinlich bin ich dafür einfach zu schambehaftet. Aber so ein Besuch in einer Spezialklinik ist halt kein Wunschkonzert, und dieser Herr Dr. Wagner macht ja auch nur seinen Job.

Genau wie Frau Dr. Bruck winkt er mich zunächst aus seinem XL-Gynäkologenstuhl zu sich heran und gibt mir anschließend eine kurze Einweisung zu dem, was gleich kommt. »Ich führe die Spiegelung ohne Betäubung durch, Frau Diehl. Das kann etwas unangenehm drücken, dürfte aber aushaltbar sein.« *Also, wenn das nur halbwegs so unangenehm ist wie das Spreizen meiner Beine direkt vor deinem Gesicht, halte ich das schon irgendwie aus*, denke ich und wünsche mir schon jetzt das Ende der medizinischen Veranstaltung herbei.

»Ich weite dazu gleich ein wenig Ihren Muttermund und führe dieses Instrument dann durch Ihren Gebärmutterhals«, fährt er mit dem dünnen Stab in der Hand fort.

Ja, alles klar, verstanden. Fang in Gottes Namen einfach an. Die Details möchte ich danach eh so schnell wie möglich wieder vergessen. Der Doktor schaltet die Lampe über mir ein und schwingt sie vor meinen Schritt. Ich suche mir einen Punkt im Raum, den ich während der Prozedur fixieren kann. Ich wähle das Foto an der Wand, auf dem ich die Stacheln eines Kaktus zählen kann. 25, 26 – Moment, einen übersehen: 25, 26, 27. Wie von Herrn Dr. Wagner angekündigt, ist die Untersuchung unangenehm, aber aushaltbar. Nach ein paar Minuten bittet er mich auf den Bildschirm des Ultraschalls zu sehen: »Hier«, beginnt er zu erklären, »können Sie diese kleinen Verfärbungen erkennen?« Er zeigt mit dem Finger auf ein paar dunkle Stellen. Ich nicke.

»Das sind Vernarbungen, die sich offensichtlich nach Ihrer letzten OP gebildet haben«, fährt er fort. »In der Fachsprache nennen wir dieses Phänomen ...«

Ich beende seinen Satz, bevor er es aussprechen kann: »... Das Asherman-Syndrom!«

Komm schon, Baby!

Das fühlt sich doch genauso an. Oder? Es zieht im Bauch, als ob sich die Tage ankündigen – die kommen aber seit vorgestern nicht. Ich war heute schon zigmal auf dem Klo, da war noch nichts Rotes zu sehen. Aber wer weiß, immer langsam. Die OP, bei der nach der Diagnose des Asherman-Syndroms die Verwachsungen in meiner Gebärmutter entfernt wurden, ist gerade anderthalb Monate her. Und meine letzte Schwangerschaft war vor über einem Jahr. So genau weiß ich also auch nicht mehr, wie sich das anfühlt. Außerdem habe ich das schon tausendmal gedacht. Nicht selten habe ich meine angeblichen Schwangerschaftsanzeichen sowas von todsicher gespürt. Mir war dann schlecht, oft auch schwindelig, und meine Essensgelüste wechselten schon kurz nach dem Eisprung zu sauren Gurken. Wenn der Test am Ende des Zyklus trotzdem ein negatives Ergebnis anzeigte, haute mich das jedes Mal fast aus den Latschen. Der Rest ließ dann meist nicht lange auf sich warten: zack, Periode doch am Start, Zuversicht ade.

»Und?« Betty schaut mich erwartungsvoll an, als ich diesmal von der Toilette komme. Ich habe ihr heute Morgen direkt von meinem flauen Gefühl erzählt. Sie hat mich daraufhin zur Apotheke geschickt, damit ich mir einen Schwangerschaftstest kaufe.

»Und den soll ich dann hier bei uns im Büro machen, oder wie?«, habe ich sie gefragt.

Und sie: »Na ja, du kannst natürlich auch zu Herrn Schrader hochgehen, aber vielleicht ist es hier doch entspannter.«

Wir haben uns über ihren Witz schlappgelacht. Ist das nicht verrückt? Ich hatte anfangs so eine Panik, mit ihr im Büro zu sein, und jetzt komme ich fast jeden Tag hierher. Seitdem mir meine Chefs die Möglichkeit zum Homeoffice eingeräumt haben, nutze ich das zwar hin und wieder, aber viel seltener als gedacht. Ist vielleicht wie in einer offenen Beziehung, zumindest habe ich das mal in irgendeiner Zeitung gelesen. Da erzählte ein Paar, dass sie sich für dieses Beziehungsmodell entschieden hätten und ab diesem Moment keine Notwendigkeit für einen Seitensprung mehr sahen. Weil das »Könnte« als theoretische Abwechslung reichte, so beschrieb es einer von beiden. So geht mir das mit Betty scheinbar auch. Nur dass wir eine Bürobeziehung führen und es um seelische Verschnaufpausen statt erotischer Abenteuer geht. Ich weiß, dass ich jederzeit ausweichen kann, und merke, dass ich das nur selten muss. Betty versteht mich halt einfach, und das macht es mir leichter. Ich muss vor ihr nicht in Deckung gehen. Ich kann offen mit ihr reden, und sie hört mir zu, wenn ich von schlechten Tagen erzähle. Und sie bittet die Kollegen, ihr in den Flur zu folgen, wenn die mal wieder mit ihren überschwänglichen Baby-Prophezeiungen im Türrahmen stehen. Manchmal staune ich, weil mir die Besucher aus dem Haus mehr Angst einjagen als Betty selbst. Die Unwissenheit der anderen kann mich manchmal gnadenloser treffen als ihr dicker werdender Bauch.

»Ich habe noch nicht geguckt«, erkläre ich ihr, während ich den Becher mit dem Stäbchen auf die Fensterbank stelle. Zum Glück haben wir noch einen aus Pappe gefunden, eine Porzellantasse hätte ich danach auch in gespültem Zustand den Kollegen nicht mehr zumuten wollen.

»Soll ich?«, fragt mich Betty, die mir über die Schulter guckt.

»Ja, mach!« Gute Idee, ich traue mich eh grad nicht. Ich gehe hinter meinem Bürostuhl in die Knie, als würde ich mich vor einem Geist verstecken.

»Okay«, sagt Betty und zieht den Test aus dem Becher. »Du hast hoffentlich nur unten draufgemacht.«

»Haha! Nun guck endlich drauf!«, fordere ich sie auf.

Betty dreht den Test um. Schaut ihn an, dann mich. Und reißt ihre Augen auf.

»Was?«, frage ich und springe hinter dem Stuhl vor, »was ist?«

»Wann hattest du nochmal die OP?«, hält sie mich hin und lächelt mich an.

»Vorletzten Monat. Wieso? Betty, jetzt sag!«

Sie nickt und breitet jetzt ihre Arme aus: »Halleluja, du bist schwanger!«

Ich fasse es nicht. »Zeig!«, stürme ich zu ihr und reiße ihr den Test aus der Hand. Zwei Striche. Tatsächlich! Ich falle Betty in die Arme, und wir springen ein paar Mal auf und ab. »Jaaahaaaaaaa!«, schreien wir uns dabei gegenseitig in die Ohren. Irgendwann bleibt sie auf der Stelle stehen und fasst sich an den Bauch: »Hui, ich glaube, der Kleine kriegt gerade einen Drehwurm. Mann, Christina, diesmal wird alles gut gehen, die haben dir den Laden da unten ja extra aufgeräumt! Freu dich, es ist wieder so weit!«

Ja, endlich! Und Leonie hatte scheinbar recht: Das Asherman-Syndrom war tatsächlich der springende Punkt. Und offensichtlich folgte nach der OP das richtig springende Ei, das nun wieder in meine frisch renovierte Gebärmutter wandern konnte.

Ich muss Markus anrufen. Und dann Frau Dr. Bruck, um eine Untersuchung zu vereinbaren. Eigentlich könnte ich ihr ein »Sehen Sie, ich habe es doch gewusst!« reinwürgen, aber das kann ich mir auch sparen. Ich bin wieder schwanger – das ist alles, was zählt. Schuldzuweisungen würden nur unnötigen Schnee von gestern aufwirbeln.

»Schön, Frau Diehl, wollen Sie dann nächste Woche Donnerstag um 10 Uhr vorbeikommen?«, fragt mich die Arzthelferin am Telefon. »Sie wissen ja, vorher kann man eh noch nicht viel sehen.« Ach ja. Ich erinnere mich. Nach diesem frühen Test dürfte ich erst in der fünften Woche der Schwangerschaft sein. Die letzten Male konnte man zu diesem Zeitpunkt noch nichts außer einer leeren Fruchthöhle im Ultraschall erahnen, ein Embryo war noch nicht zu erkennen. Das macht mich dann nur wieder verrückt und ich frage mich bis zum nächsten Termin, ob etwas nicht stimmt. Nein, ich warte lieber: »Ja, gut, bis nächste Woche dann.«

Die Tage bis zum vereinbarten Termin kommen mir endlos vor und zwischendurch bereue ich, dass ich nicht auf eine frühere Untersuchung gedrängt habe. Wenn ich über dieses Versäumnis fluche, versucht Markus mich zu beruhigen: »Lass uns erstmal abwarten und bis dahin so tun, als hättest du keinen Test gemacht.« *Gute Idee*, denke ich dann wieder und greife doch nicht zum Hörer, um in der Praxis anzurufen. Das positive Ergebnis hatten Betty und ich zwar eindeutig abgelesen, diese Tatsache wollten Markus und ich aber erstmal verdrängen. Wir sind eben gebrannte Kinder und nach unseren Enttäuschungen trauen wir uns auch diesmal nicht, in ausgelassene Freude umzuschalten.

Als ich eine Woche später im Wartezimmer von Frau Dr. Bruck Platz nehme, kocht meine Aufregung dann doch ungebremst auf. Statt mich mit Zeitschriften einzudecken, schaue ich von einem Patienten zum anderen, mein Bein tippelt wie die Nadel einer Nähmaschine auf und ab. *Diesmal wird alles gut sein*, ermutige ich mich im Stillen, *durch die OP sind die Bedingungen diesmal perfekt.*

Das meint auch Frau Dr. Bruck, nachdem sie mich in ihr Zimmer bittet: »Dann dürfte diesmal wohl nichts mehr schiefgehen. Unglaublich, dass Sie auch noch davon betroffen waren, das hätte ich nicht gedacht.« *Ich wollte es ja nicht laut sagen, aber da Sie es nun erwähnen: Das ist absolut richtig, Sie haben da wohl etwas übersehen!*

»Das befruchtete Ei konnte sich wahrscheinlich aufgrund der Vernarbungen nie richtig festsetzen«, ergänzt Frau Dr. Bruck und blättert durch den Papierberg meiner bisherigen Schwangerschafts-historie.

Ja, wahrscheinlich. Und wie auch immer. Ich will rauf auf den Stuhl, fangen wir endlich mit dem Baby-Kino an!

Als Frau Dr. Bruck ihre Untersuchungsgeräte einschaltet, spielen sich vor meinem geistigen Auge sofort die Horrorszenarien aus den letzten Jahren ab. Im Rückblick sehe ich die ernste Miene von Frau Dr. Bruck und den Monitor, auf dem schon drei Mal nichts mehr pulsierte. Ruhe bewahren. Das war gestern, heute geht das Spiel von vorne los. Ich schließe die Augen, als der Bildschirm neben mir auf-leuchtet. Am liebsten wäre mir, wenn diese Aufgabe jemand anderer für mich übernehmen könnte. Aber das geht wohl schlecht, da muss ich jetzt selbst durch. Ich merke, wie sich das Blut mit Druck durch meinen Hals pumpt, und ertaste eine hervorstehende Ader. Ich bin mir plötzlich nicht mehr sicher, ob ich diesen Termin überstehe. Mir ist nicht gut. Dabei ist der letzte Ultraschall noch gar nicht lange her. Den hat ja dieser Dr. Dingens während der Gebärmutterspie-gelung gemacht – wie hieß er noch? Ja, richtig, Herr Dr. Wagner aus der Spezialklinik. Damals hat sich meine Aufregung in Grenzen gehalten, allerdings war ich da auch noch nicht schwanger. Das ist jetzt anders und deshalb wäre der Blick auf Dr. Brucks Bildschirm ein nervenaufreibender Flashback. Ich lasse meine Augen vorsichts-halber noch zu. Und zu allem Überfluss sagt Frau Dr. Bruck schon wieder nichts. Genau wie bei meinen vorherigen Schwangerschafts-untersuchungen. Sie rührt unentwegt in mir rum und gibt keinen Ton von sich. Was soll denn das? Witzig finde ich das nicht! Warum hält sie mich schon wieder so lange hin?

»Sehen Sie das?«, sagt sie schließlich. Ich mache die Augen auf und drehe mich Richtung Monitor. Sie zeigt auf einen dunklen Schatten, der sich eindeutig vom Rest des Bildes absetzt.

»Ja«, atme ich erleichtert auf, »das sieht aus wie eine Fruchthöhle und darin ist ein kleiner Punkt!« Gott sei Dank, da ist zumindest schon mal etwas. Wenn auch noch ohne Herzschlag, oder? Aber dafür ist es sicher auch noch zu früh. Ich merke, wie sich meine Hände entspannen, die sich bis jetzt in die Armlehnen gekrallt hatten.

»Genau, das könnte der Embryo sein«, erklärt Frau Dr. Bruck mit konzentriertem Blick und zieht nun Kreise um das Bild, »allerdings ist das hier der Gebärmutterhals.«

Der was? Was hat das nun wieder zu bedeuten? Ich gucke Frau Dr. Bruck ratlos an.

»Frau Diehl, das habe ich seit Jahren nicht gesehen«, fährt sie fort, ohne eine Rückfrage von mir abzuwarten. »Normalerweise setzt sich die Schwangerschaft in der Gebärmutter fest, bei Ihnen ist sie offenbar verrutscht. Ich kenne mich mit dieser Diagnose nicht gut genug aus, dafür ist sie zu selten. Ich möchte Sie daher lieber gleich ins Krankenhaus schicken, dort können Ihnen die Spezialisten sicher Genaueres erklären.«

Lieber Gott im Himmel! Was ist denn nun schon wieder los? Ich versuche die Sätze von Frau Dr. Bruck zu ordnen. Es gibt einen Embryo, allerdings nicht dort, wo er sein soll. Insgesamt ist das wohl keine gute Nachricht. Glaube ich.

»Ist die Schwangerschaft also wieder verloren?«, frage ich sicherheitshalber nach.

»Das kann ich nicht zu hundert Prozent sagen«, antwortet sie. »Die Platzierung könnte sich mit dem Wachstum des Embryos noch korrigieren und in die Gebärmutter wandern. Lassen Sie das aber bitte von den Ärzten aus der Klinik prüfen.«

Merkwürdig. Aber während ich in Richtung Krankenhaus fahre, beruhige ich mich langsam wieder. Ich weiß nicht genau, warum, aber wahrscheinlich glaube ich diesmal zu fest an mein gutes Ende. Die Vorstellung, dass ausgerechnet jetzt was nicht stimmen soll, scheint mir wenig plausibel. Ich hatte das Asherman-Syndrom, und das ist jetzt beseitigt. Die Voraussetzungen für eine gesunde Schwangerschaft waren also nie besser. Außer vielleicht beim ersten Versuch.

Aber bei dem war damals sicher nur Pech im Spiel. Genau wie bei meiner Hamburger Freundin Katja, bevor ihr Linus zur Welt kam. Und was man ja auch nicht vergessen darf: Frau Dr. Bruck hat schon einmal nicht richtiggelegen. Warum also diesmal? Das wollen wir doch erstmal sehen!

Ich würde ja gerne so entspannt bleiben, aber seitdem ich im Behandlungsraum des St. Elisabeth-Hospitals liege, herrscht hektisches Treiben. Ich bin zunächst von einer Assistenzärztin untersucht worden. Sie hat zwar anfangs kaum mit mir gesprochen, dafür aber die Oberärztin der Gynäkologie gerufen. Die schaut nun abwechselnd zu mir und dem Gerät. Schließlich greift auch sie zum Hörer:»Herr Dr. Vieten, kommen Sie bitte mal ins Zimmer 4? Das sollten Sie sich anschauen.«

Herr Dr. Vieten stellt sich beim Reinkommen als Chefarzt der Abteilung vor. Mit ihm starren jetzt also drei Stationsärzte auf mein Ultraschallbild und tuscheln miteinander, als ob ich gar nicht anwesend wäre.

»Hatten Sie schon mal einen Kaiserschnitt?«, spricht mich der Chefarzt schließlich an, während er mit seiner Nase fast den Bildschirm des Ultraschallgeräts berührt.

Haha, sehr lustig, du Kasper, denke ich, sage aber stattdessen:»Nicht dass ich wüsste …?!« Da der Chefarzt nicht auf meinen gewollten Witz reagiert, kriecht mir die Angst immer mehr in die Knochen. Es scheint, als hätte auch er nichts Gutes entdeckt.

»So etwas gab es hier seit Ewigkeiten nicht mehr. Und falls doch, dann nur, weil sich OP-Narben im Unterleib gebildet hatten«, sagt er, als wolle er meinen Gedanken bestätigen.

»Bei mir wurden vor Kurzem alle Verwachsungen entfernt«, gebe ich entrüstet zurück.

»Oh, verstehe«, erwidert Herr Dr. Vieten und winkt die Oberärztin nochmal näher zu sich heran. Offensichtlich wollen die beiden sich das seltene Spektakel noch einmal genauer ansehen.

Irgendwann schaut er zu mir hoch: »Frau Diehl, wir können Sie in diesem Zustand nicht mehr nach Hause schicken. Es hat sich eine Fruchthöhle mit noch minimalem embryonalen Gewebe in Ihrem Gebärmutterhals entwickelt. Das kann sehr gefährlich werden. Diese Stelle ist sehr empfindlich und es können starke Blutungen entstehen, sobald der Embryo weiterwächst. Wir müssen die Schwangerschaft deshalb sofort abbrechen!«

Ich habe in den letzten Jahren gelernt, in brenzligen Situationen nur die elementaren Informationen zu filtern. Für mich sind das nun folgende: Die Schwangerschaft läuft schief! Schon wieder. Sie scheint zum Scheitern verurteilt, trotz der extra getroffenen Sicherheitsvorkehrungen. Das Kind sollte durch die letzte OP optimale Bedingungen für seinen Einzug in meinen Bauch vorfinden, ist aber durch den Hinterausgang rausgerutscht. Und sitzt jetzt auf einer tickenden Zeitbombe.

So weit die Fakten. Ich warte auf den Schmerz. Stattdessen fühle ich mich plötzlich taub, wie auf Droge. Mein linkes Bein und mein rechter Arm sind eingeschlafen und fangen an zu kribbeln. Es ist, als würde ich nach und nach aus meinem Körper rauskriechen, ich spüre ihn jedenfalls kaum mehr. Ich sehe mir nur von außen dabei zu, wie ich mich leiernd mit dem Chefarzt unterhalte. Seine Worte kommen nur noch dumpf bei mir an, völlig verzerrt wie in einem Traum. Alles ist unwirklich. Die Ärzte bewegen sich wie in Zeitlupe von rechts nach links. Der Tisch, der Stuhl, die medizinischen Geräte wabern wie in einer Blase um mich herum. Ich habe das Gefühl, als würde ich mich langsam durch den Raum drehen, als säße ich in einem Karussell. Mir ist übel, aber ich sehe keine Chance auszusteigen und ergebe mich kraftlos dem zähen Auf und Ab.

»Heißt das, dass ich am Wochenende nicht mit Mona in den Stadtwald fahren kann?« Ich klinge besoffen, obwohl ich seit Tagen keinen Alkohol getrunken habe. Mona und ich haben uns gestern für einen Spaziergang am Sonntag verabredet, und es ist die einzige

Frage, die mir gerade einfällt. Dr. Vieten schaut mich ungläubig an und nickt. Er fragt sich vielleicht, ob ich ihn richtig verstanden habe.

Als Markus in der Klinik ankommt, sitze ich in voller Montur auf dem Bett. Die Assistenzärztin hat mich bis ins Stationszimmer begleitet, und hier warte ich seitdem wie an einer Bushaltestelle. Um mich herum liegen fünf weitere Frauen unter ihren Decken – ich fühle mich, als wäre ich irrtümlich hier abgeliefert worden.

Markus geht vor mir in die Hocke und greift nach meinen Händen. »Alles okay?«, fragt er mich und versucht meinen Blick einzufangen. *Keine Ahnung*, denke ich. Mein Kopf ist leer und ich habe keine Kraft zu sprechen.

Als Herr Dr. Vieten reinkommt, steht Markus auf und schüttelt ihm die Hand. Er stellt ihm die Fragen, für die ich keine Energie aufbringe: »Wie lange muss meine Freundin im Krankenhaus bleiben und wie wird die Schwangerschaft genau unterbrochen?«

»Wir werden ab morgen MTX per täglicher Injektion verabreichen, damit der Embryo nicht weiterwächst«, beginnt Dr. Vieten zu erklären. »Dieses Medikament wird üblicherweise auch bei Krebserkrankungen eingesetzt, um bösartige Zellentwicklungen im Körper zu stoppen. Alle zwei Tage messen wir dann den Wert des Schwangerschaftshormons HCG.« Der Chefarzt schaut kurz zu mir rüber, als wolle er sichergehen, dass auch ich ihn verstehe.

»Wie lange Ihre Freundin hierbleiben muss, kann ich noch nicht genau sagen«, fährt er dann fort, »von dieser Diagnose sind nur rund 0,2 Prozent der Schwangeren betroffen, daher fehlt uns hier ein genauerer Erfahrungswert. Die letzte Patientin mit diesem Befund wurde vor neun Jahren bei uns eingeliefert. Letztlich hängt die Behandlung davon ab, wie gut sie anschlägt und wie schnell der Hormonwert sinkt. Wir rechnen ungefähr mit zwei bis drei Wochen.«

»Zwei bis drei Wochen?!«, wiederholt Markus entsetzt und sieht mich besorgt an. Ich schließe die Augen, als könnte mich die

Dunkelheit vor weiteren Nachrichten schützen. Den Rest des Gesprächs höre ich nur als Gemurmel.

»Danke«, filtere ich irgendwann Markus' Stimme raus, mit der er den Chefarzt verabschiedet. Ich öffne meine Augen, als Markus seine Hände wieder in meine legt.

»Ich will nach Hause«, flüstere ich flehend und merke, wie mein Blick verwässert.

»Ich weiß«, sagt Markus, »und ich würde dich gerne wieder mitnehmen. Aber das geht leider nicht.« Er setzt sich neben mich und legt seinen Arm um mich.

»0,2 Prozent«, fange ich an zu weinen, »was ist das für ein beschissener Lottogewinn!

Pause

Meine Tage im Krankenhaus beginnen früh, jeden Morgen um 6 Uhr bringt eine Schwester das Frühstück in unser Mehrbettzimmer. Vor mir steht dann ein weißer Teller mit einer einzigen Scheibe Mortadella, dazu gibt es ein Weißbrotbrötchen mit abgepackter Butter und einem hart gekochten Ei. Als meine Mutter letztes Jahr wegen einer Hüft-OP in einer Klinik lag, hat sie mir zwischendurch ein Foto von einem ähnlichen Essens-Ensemble geschickt. »Lachplatte« hat sie damals unter ihr WhatsApp-Bild geschrieben. *Kann man wohl sagen*, denke ich hier nun selbst jeden Tag.

Mit diesem schmalen Frühstücksangebot ist es allerdings wie mit allem anderen hier: Ich gewöhne mich langsam daran. Sogar an den seelischen Schmerz, der sich unter der täglichen Routine aus Essen und Schlafen auf ein aushaltbares Level einpendelt. Wobei ich vermute, dass mein Unterbewusstsein einige Fakten ausblendet, weil mich die Verzweiflung sonst aus den Schuhen reißen würde. Diese abgemilderte Realität ist vielleicht auch der Grund, warum mein Kopf ausgerechnet hier zur Ruhe kommt. Eigentlich unglaublich, aber seitdem ich auf dieser Station gefangen bin, fühlt es sich an, als ob der gedankliche Horrortrip eine Pause eingelegt hätte. Ich muss mich nicht mehr ständig fragen, ob es in diesem oder jenem Zyklus geklappt haben könnte. Oder welche Register ich noch ziehen muss, um eine Schwangerschaft gesund zu überstehen. Theoretisch kann ich sogar essen, was ich will, ohne Angst, meine zu befruchtenden Eier damit zu versauen. Nur schade, dass die Krankenhausküche nichts außer einem fast ungenießbaren Schweinefraß zu bieten hat. Aber was soll's: Hauptsache, mein Gedankenkarussell steht hier still. Nach Monaten, in denen ich ständig unter Strom stand. Immer startklar für den Moment, in dem ich auf mein Baby-Ziel zusprinten müsste. Hier, im Krankenhauszimmer 431, gibt es nichts zu tun, außer zu warten.

Obwohl, das stimmt auch nicht ganz. Einmal am Tag muss ich zumindest meinen linken Arm austrecken, damit der Pfleger mir die MTX-Injektion in meine Blutbahn leiten kann. Vor dem ersten Mal wollte er mich über die Nebenwirkungen des Medikaments aufklären. Nach dem Satz über die »gelegentlich eintretende Atemnot« habe ich ihn allerdings gestoppt: »Muss ich das wissen?«, habe ich ihn gefragt. »Wenn Sie mir diese eventuellen Risiken vorlesen, bekomme ich direkt keine Luft mehr!«

»Das verstehe ich«, antwortete er daraufhin und grinste, »wir müssen Sie zwar darüber aufklären, aber ich bin fast durch und ich denke, Sie haben genug gehört.«

Das finde ich auch. Mir reicht es, wenn mir nur ein wenig schwindelig wird. Mehr passiert jedenfalls seit rund einer Woche nicht, wenn ich für eine Stunde am Tropf hänge und sich die Flüssigkeit in meinem Körper verteilt. Allerdings bewegt sich auch sonst nicht viel – der Hormonwert zum Beispiel, der eigentlich durch die Behandlung rasant sinken soll. Bei mir flacht der nur in minimalen Schritten ab, nach der heutigen Messung ist er im Vergleich zu vorgestern sogar fast stagniert.

»Sehr unüblich«, bemerkt Herr Dr. Vieten deshalb bei seiner heutigen Visite.

Jaja, Leute, ich habe es mittlerweile verstanden. Bei mir läuft immer alles etwas anders – und »oh und ah«, sowas habt ihr ja noch nie gesehen! Immerhin werde ich genau aus diesem Grund vom Chefarzt höchstpersönlich behandelt. »Weil Ihre Diagnose so außergewöhnlich ist«, wie Herr Dr. Vieten mir jetzt schon mehrfach versichert hat. Und damit scheint er nicht der einzige Mediziner der Abteilung zu sein, der an mir interessiert ist: »Ich werde vielleicht nie wieder die Gelegenheit haben, jemanden mit Ihrem Befund zu behandeln«, hat gestern ein Assistenzarzt zu mir gesagt. Er ist scheinbar neu in der Abteilung, vielleicht Anfang dreißig.

Dabei wäre ich so gerne mal eine ganz normale Patientin. Die in die Klinik kommt, um einfach nur ihr Kind auf die Welt zu bringen. Ohne Zwischenfälle, Komplikationen und Sonderbehandlung. Das wissen übrigens auch meine Freunde und rühren mich mit ihrer Art, mich als besonders einzustufen. Sie scheren sich nicht um meinen ungewollten medizinischen Starauftritt und bringen mir stattdessen ihr ernst gemeintes Mitgefühl vorbei. Mich überwältigt ihre Anteilnahme, und ich bin dankbar, dass sie mir täglich einen Lichtblick schenken. Wie war das noch mit der Schweigepflicht bei Fehlgeburten? Zum Glück habe ich diese Regel längst gebrochen. Ich bin heilfroh, alle meine Buddys eingeweiht zu haben, weil sie sonst nicht so prompt auf der Matte stehen könnten. Jeden Tag besucht mich jemand anderes aus der Clique: Karla, die ich nicht erst seit Andis Party als »glücklich ohne Kinder« eingestuft habe, lässt mir eine Genesungskarte hier. Andi ist gerade von einem Surftrip zurück und hat zwei Tafeln Schokolade aus Nicaragua für mich dabei. Mit Julie quatsche ich in der Teeküche über ihren geplanten Jobwechsel zu einem großen Kölner Traditionsunternehmen. Als Mona kommt, setzen wir uns auf die Bank vor den Haupteingang, und ich würde mir am liebsten eine Zigarette mit ihr teilen. »Schwanger werden gehört scheinbar eh nicht zu meinem Talent«, sage ich zu ihr. »Dann kann ich auch gleich anfangen zu qualmen.«

»Absolut richtig«, antwortet sie trocken und zeigt mir mal wieder prompt einen Vogel für meinen Kapitulationsversuch. »Lass uns sicherheitshalber gleich mit Crack starten.«

Damit bringt sie mich zum Lachen und ich verstehe: Humor ist das Einzige, was mir manchmal etwas Licht in meine dunklen Tage zaubern kann.

Heute, an Tag 7, hat sich Tom für eine Stippvisite angekündigt. Er war damals nicht auf Andis Party, und trotzdem habe ich ihm vorsichtshalber einen Nachwuchs-Stempel verpasst. Mein Ergebnis: Er kann mir nicht gefährlich werden, da er mir sicher keine Baby-News in die Klinik mitbringt. Momentan ist er zwar mit einer Frau zusammen, die selbst früh Mutter wurde – er selbst plant aber keine eigenen Kinder. Dafür sei ihm seine Unabhängigkeit zu wichtig, hat er mir mal erklärt, und ich staunte – wie schon bei Mona – über diese klare Zukunftsvorstellung.

Tom will als selbstständiger Texter zunächst sein aktuelles Projekt beenden und schlägt mir vor, um 17 Uhr vorbeizukommen. Wir beide haben ein Faible für gute Bücher, und er will mir eines leihen, von dem er selbst begeistert ist.

»Super, ich warte vorm Eingang auf dich, danach können wir ja noch eine Runde durch den Krankenhauspark drehen«, schreibe ich ihm per WhatsApp zurück. Weiter darf unser Spaziergang nicht gehen, Herr Dr. Vieten will nämlich nicht, dass ich das Klinikgelände verlasse. »Damit wir schneller reagieren können, falls etwas passiert«, hat er mir erklärt, und ich habe seinen Hinweis als rein theoretische Vorsichtsmaßnahme abgespeichert. Nachdem Tom und ich nun nach einer kurzen Pause von einer Parkbank aufstehen, ahne ich allerdings, was der Chefarzt meint. Tom schwärmt gerade noch vom Schreibstil seines aktuellen Lieblingsautors, als mir etwas lauwarm die Schenkel runterfließt. Es fühlt sich an, als ob sich plötzlich untenrum ein Verschlussventil gelöst hätte und nun Flüssiges ungebremst ausläuft. Vor Schreck bleibe ich abrupt stehen und packe Tom am Arm. »Scheiße!«, fluche ich und reiße meine Augen auf. Panisch schaue ich an mir runter. Ich habe eine Jeans an und noch ist durch den dicken Stoff nichts zu sehen.

»Was ist los?«, fragt Tom irritiert. »Ist was passiert?«

»Ich fürchte schon«, antworte ich hektisch. Ich muss sofort zurück zum Klinikeingang, traue mich aber nicht zu laufen. Was, wenn dann noch mehr rausströmt? Von jetzt auf gleich bin ich außer mir vor Angst, trotzdem ist es mir peinlich, Tom den genauen Grund für meine Panik zu erklären. Der kann sich scheinbar denken, was los ist, und hält mir seinen Arm zum Einhaken hin. »Ich muss so schnell wie möglich nach oben auf meine Station«, sage ich zu ihm und hänge mich bei ihm ein.

»Alles klar«, nickt er und zieht mich jetzt mit schnellen Schritten neben sich her. In der Vorhalle angekommen lässt er mich kurz los, hechtet Richtung Fahrstuhl und drückt auf den Knopf. Auf dem Weg nach oben schauen wir nervös auf die durchlaufenden Zahlen über uns. »Wohin?«, fragt mich Tom, als sich die Tür im vierten Stock aufschiebt.

»Rechts und dann die vierte Tür links«, antworte ich, während Tom schon den Gang hochläuft und in dem Schwesternzimmer verschwindet. Ich taste mich breitbeinig an der Wand des Flurs entlang, als Tom wieder rauskommt und mir mit einer Schwester entgegentrabt. Sie hat ein Telefon am Ohr: »Ja, wir kommen in Raum 3«, sagt sie, bevor sie auflegt und mich im Vorbeilaufen auffordert, ihr zu folgen.

»Ich gebe Markus Bescheid«, ruft mir Tom hinterher, als mich die Schwester durch die Tür des Behandlungszimmers schiebt.

Eine Assistenzärztin wartet bereits auf mich und weist mich an, die Hose direkt vor dem Gyn-Stuhl auszuziehen. Jetzt sehe ich, dass das Blut bereits bis zu meinem rechten Socken runtergelaufen ist, von innen ist der Schritt meiner Jeans dunkelrot. Ich steige auf den Stuhl, und die Ärztin versucht, das Blut an meinen Beinen mit einem Tuch aufzufangen.

»Herr Dr. Vieten ist auf dem Weg«, erklärt sie mir und schaltet mit einer Hand das Ultraschallgerät ein.

Als der Chefarzt dazukommt, nimmt er sich nicht die Zeit, mich zu begrüßen, sondern fängt direkt mit der Untersuchung an. Während er sich das Blutbad von innen anschaut, wird die rote Pfütze in der Wanne unter mir immer tiefer. Die Assistenzärztin versucht ununterbrochen, das rauslaufende Blut mit einem großen Tupfer aufzusaugen. Ich schaue abwechselnd in das konzentrierte Gesicht von Herrn Dr. Vieten und an mir herunter. Alles ist rot. Ich habe noch nie vorher so viel Blut gesehen. Und kapiere nicht so richtig, was los ist. Ich habe Schiss, fühle mich aber ansonsten okay. Also körperlich. Deshalb passt dieses Bild nicht zu meiner Verfassung. Mir wird nicht schwarz vor Augen, und ich habe keine Schmerzen. »Wenn die Blutungen nicht aufhören, müssen wir operieren«, unterbricht Herr Dr. Vieten meine Verwunderung. »Sie wissen, was das bedeutet?«

Ja. Nein. Ja. Also, ich glaube schon, er hat mir schließlich schon am ersten Tag im Krankenhaus alles erklärt. Ich hätte nur nie gedacht, dass dieser Fall auch eintreten könnte. Aber scheinbar passiert jetzt gerade genau das, was der Chefarzt mir anfangs mit dem Wort »gefährlich« beibringen wollte. »Aufgrund des Zellwachstums im Gebärmutterhals besteht eine enorme Blutungsgefahr. Diese wiederum kann so bedrohlich werden, dass ich als Mediziner eventuell gezwungen wäre, Ihre Gebärmutter zu entfernen. Um Ihr Leben wegen des Blutverlusts nicht zu gefährden.« Das sind seine Worte gewesen. Und jetzt, eine Woche später, erklärt mir die Assistenzärztin, dass die Injektion zur Zellzerstörung offensichtlich nicht schnell genug gewirkt hat und die Gefäße rundherum deshalb geplatzt sein könnten. Der Chefarzt kommentiert das nicht weiter und greift stattdessen zum Telefon: »Bereiten Sie bitte die OP vor? Ja, für Frau Diehl. Danke!«

Warum ich doch nicht im OP-Raum lande, bekomme ich gedanklich nicht mehr sortiert. Meine Panik überlagert alles. Ich habe

Angst um mein Leben. Weil ich nicht weiß, wie schlimm es um mich bestellt ist. Mit null Chancen, mich selbst aus dieser Situation zu befreien – das treibt mich fast in den Wahnsinn.

Ich merke trotzdem, dass die Blutungen aufhören. Auch wenn ich nicht sagen kann, warum. Keine Ahnung, wie Herr Dr. Vieten das geschafft hat. Ich weiß noch nicht mal, ob ein Medikament dafür verantwortlich ist. Ich bin anwesend, bekomme aber nicht mehr viel mit. Als mich eine Schwester irgendwann in mein Zimmer bringt, wartet Markus auf der Bettkante auf mich. Ich registriere, dass er mich in den Arm nimmt, befreie mich allerdings direkt wieder von ihm. *Warte, ich muss schauen, ob wieder Blut aus mir rausfließt!* Mittlerweile trage ich einen Kittel, den ich immer wieder hektisch nach Flecken absuche. Markus sagt was, zuerst zu mir, dann zur Schwester. Die steht kurz darauf dicht vor mir und drückt mir eine Pille in die Hand: »Nehmen Sie das bitte, Frau Diehl, das ist ein angstlösendes Mittel. Sie müssen erstmal wieder ins Bett und zur Ruhe kommen.«

Ich schlucke die Tablette und lege mich hin. Immer wieder prüfe ich reflexartig, ob sich die Decke rot einfärbt. Bis ich schließlich schläfrig werde. Erst jetzt merke ich, dass Markus neben mir sitzt – und Tränen in den Augen hat. Ist das möglich? Markus, der Fels in der Brandung, den sonst nichts erschüttert: Er weint!

Ich drehe mich zu ihm und lege meine Arme um seinen Hals. *Mein Gott, wir sind zu weit gegangen*, denke ich. *Das ist zu viel, hier können wir nicht weitergehen.*

Vertrauen ist gut, weglaufen wäre besser

Als ich am nächsten Morgen aufwache, erinnere ich mich im Bruchteil einer Sekunde an das Gestern. Ich hebe erschrocken die Bettdecke. Das Laken ist blütenweiß, kein Blut mehr. Ein Glück! Auf dem Nachttisch finde ich einen Zettel von Markus: »Ruf mich an, sobald du wach bist«, darunter hat er ein Herz gemalt. Ich schalte mein Handy ein, fünf neue Nachrichten. Tom fragt, wie es mir geht. Mona und Julie auch, sie wissen offenbar Bescheid. Mein Bruder bietet an, sofort in München in den Zug zu steigen und nach Köln zu kommen. Meine Mutter will mich ebenfalls aus Hamburg besuchen. Bevor ich allen antworte, rufe ich Markus an.

»Ich bin schon auf dem Weg zu dir«, erklärt er mir am Telefon und klopft keine fünf Minuten später an meine Zimmertür. Ich bin erleichtert, weil er mich mit einem Lächeln begrüßt. Der Schrecken vom gestrigen Abend ist aus seinem Gesicht gewichen. Er küsst mich auf den Mund und setzt sich auf den Stuhl vor meinem Bett.

»Wie war die Nacht?«, fragt er mich, »konntest du ein wenig schlafen? Und ist alles ruhig geblieben?«

»Ja, die Panikpille hat mich total weggebeamt, ich bin ja gerade erst wach geworden«, antworte ich ihm und greife nach seiner Hand. »Und es ist auch nichts Schlimmes mehr passiert.«

Wie aufs Stichwort kommt Herr Dr. Vieten zur Morgenvisite

in den Raum. Er dreht zunächst seine Runde zu den fünf anderen Patientinnen, bevor er bei uns stehen bleibt.

»Frau Diehl, gut, dass wir die Blutung stoppen konnten«, stellt er fest. »Ich möchte Sie nur bitten, ab sofort für eine Weile im Bett zu bleiben, damit sich das nicht wiederholt. Wir beobachten das Ganze weiter und hoffen das Beste, okay?« Er nickt Markus und mir zu. »Alles klar«, verspreche ich ihm. »Dann wäre es eben so. Wir würden auch diese Hürde überwinden«, sagt Markus, als Herr Dr. Vieten wieder zur Tür raus ist. Mir ist klar, dass er von der Entfernung meiner Gebärmutter spricht, die im Falle einer erneuten Blutung unumgänglich werden könnte. Für eine Millisekunde ertappe ich mich dabei, dass ich die Vorstellung verlockend finde. Diese OP wäre unwiderruflich und würde jedes Hoffen und Bangen ins Nichts befördern. Alle Zweifel wären mit einem Schlag beseitigt, für Stress gäbe es keinen Grund mehr. Kein Druck mehr von außen. Feierabend.

Schon im nächsten Moment ist mein radikaler Gedanke wieder verflogen. Auch wenn ich gerade nicht weiterweiß, kann ich die Hoffnung auf mein Kind nicht durch ein Fingerschnippen begraben. Und auch ein Massaker wie gestern möchte ich auf keinen Fall nochmal erleben und deshalb bleibe ich ab sofort im Bett. Das ist okay, weil es nicht zu ändern ist, und ich ergebe mich auch diesmal der Situation. Wenn ich allerdings an die Zeit nach meinem Krankenhausaufenthalt denke, bin ich alles andere als relaxed. Fest steht, dass ich diesmal unter keinen Umständen nahtlos in meinen Job zurückkehren kann. Unmöglich, mein Hirn nach diesem Desaster ohne Zwischenschritt auf die Arbeit zurückzuprogrammieren. Auch wenn mir meine Sorgen gerade ungewöhnlich langsam um die Birne fliegen, stecke ich diesen Klinikbesuch sicher nicht so easy weg. Das ahne ich und möchte daher vorsorgen.

»Sehen Sie eine Möglichkeit, mich nach meiner Zeit im Krankenhaus für eine Weile krankzuschreiben?«, frage ich deshalb

Herrn Dr. Vieten, als er am Nachmittag eine weitere Patienten-runde dreht.

»Das könnte ich tun«, antwortet der, »aber ich denke, dass eine Reha das Beste für Sie wäre, um sich körperlich und seelisch zu regenerieren. Ich könnte umgehend einen Antrag für einen mehr-wöchigen Aufenthalt für Sie stellen. Was meinen Sie?«

Eine Reha. Das ist doch sowas wie eine Kur, oder? Aber wie auch immer und ganz egal, wie die genaue Bezeichnung ist: Soweit ich weiß, geht es bei diesem Konzept um Erholung. Und genau die brauche ich, sobald ich hier rauskomme. Ich sehe mich schon in einem betreuten Wellnessprogramm, vielleicht sogar mit Schirm-chengetränk im Whirlpool. Also, warum nicht? Das ist sicher sinn-voller, als in den Urlaub zu fliegen. Zumal schon der letzte gezeigt hat, dass meine Probleme sowieso mitreisen und ich auch am Ende der Welt nicht zur Ruhe komme. Ganz abgesehen davon bringe ich momentan nicht die Kraft für eine Flugreise auf. Und alleine zu Hause, während Markus jeden Tag zur Arbeit geht? Bloß nicht, sonst dreht sich meine Gedankenspirale sofort wieder unaufhalt-sam im Kreis!

»Das wäre nett«, antworte ich Herrn Dr. Vieten deshalb, ohne weiter darüber nachzudenken. Her mit der Kur. Oder Reha. Oder wie auch immer das heißt.

Bis es so weit ist, muss ich aber scheinbar noch eine ganze Weile auf dieser Station bleiben. Nach wie vor legt sich der Chefarzt auf kei-nen Entlassungstermin fest, da meine Werte nicht signifikant fal-len. Nach fünf Tagen darf ich zumindest wieder den Flur hoch und runter laufen und mir einen Tee aus der Küche holen. Zumindest am Wochenende erwartet mich ein Highlight: Mein Bruder Felix kommt zu Besuch, um die Zeit mit mir gemeinsam totzuschla-gen. Seitdem ich denken kann, haben wir ein sehr enges Verhältnis. Mein Bruder ist drei Jahre älter als ich, und schon als kleine Kinder haben wir uns heiß und innig geliebt. Geschwisterstreitigkeiten waren uns von Anfang an fremd, und deshalb zeigen uns alte Fotos nur eng umschlungen oder beim gemeinsamen Spielen. Über eine Anekdote aus unserer Jugend lachen Felix und ich bis heute. Mit 14 Jahren brachte er damals zum ersten Mal ein Mädchen mit nach Hause, und ich war so eifersüchtig auf sie, dass ich die Reifen ihres Fahrrads zerstach. Ich wollte ihn mit niemandem teilen und schlug die neue Freundin mit ein paar Reißzwecken in die Flucht. Wobei sie die nur noch zu Fuß antreten konnte, das Fahrrad fuhr ja keinen Meter mehr. Felix erzählte ich erst Jahre später von meiner heimlichen Aktion. Er verzieh mir auf Anhieb und amüsierte sich stattdessen über meine frühe kriminelle Energie: »Das war dann wohl eine Tat, die aus Zuneigung geschah!«, schüttelte er schmunzelnd den Kopf.

Felix lebt mittlerweile im Süden, und als er vor zehn Jahren aus Hamburg weggezogen ist, ist mir der Abschied richtig schwergefallen. Seitdem wir aus dem Elternhaus ausgezogen sind, haben wir in derselben Stadt gelebt, und ich musste mich erst an unsere räumliche Trennung gewöhnen. Heute ist längst klar, dass wir trotzdem immer füreinander da sind, und doch ergreift es mich besonders, dass er extra aus München für mich anreist. Er arbeitet viel und könnte seine freien Tage sicher besser nutzen, setzt sich aber stattdessen in den Zug zu mir. Was für eine Bruderliebe! Ich muss fast weinen, wenn ich daran denke.

»Nichts ist gerade wichtiger, als hier bei dir vorbeizuschauen«, sagt Felix, als er sich neben meinem Bett auf einen Stuhl setzt. Wie auf Kommando fange ich an zu heulen.

»Was ist?«, fragt er mich erschrocken, »hast du Schmerzen?«

»Nein«, schluchze ich, »ich finde das nur so unglaublich: Das ist die allerschlimmste Zeit meines Lebens, und trotzdem bin ich gerade so dankbar, dass ihr alle da seid. Meine Freunde besuchen mich, Papa ruft mich zwischendurch an, du kommst für zwei

Tage hierher und Mama macht sich gerade auf den Weg. Und Markus kümmert sich eh seit Monaten um mich und schaut in jeder freien Minute bei mir vorbei. Bei der ganzen großen Kacke, die mir gerade passiert, ist das einfach …« Ich stocke, weil mir kein Wort einfällt, das mir kraftvoll genug erscheint.

»Nice?«, übernimmt Felix deshalb und grinst.

»Ja, genau, meganice!«, sage ich, und wir müssen lachen, während ich mir noch die Tränen aus dem Gesicht wische.

»Da siehst du mal, wie wichtig du uns bist«, bemerkt Felix und zwinkert mir zu. »Soll ich dir noch einen Tee holen, du Heulsuse?«

»Ja, bitte«, lächele ich.

Was Felix bis jetzt nicht wissen kann: Dieses Gefühl der Rührseligkeit begleitet mich, seitdem das Blut im Schwall aus mir rausgeflossen ist. Mein Herz öffnet sich seitdem für alles und jeden – bei jedem Schmerz meiner Mitpatientinnen fühle ich mit, als würde ich ihn selbst erleben. Die Dame rechts neben mir musste sich gestern Mittag übergeben und ihr Flehen nach Linderung hat mich fast mitweinen lassen. Scheinbar hat die Angst um mein Leben mein Mitgefühl auf ein extrem hohes Level katapultiert. Ich verstehe plötzlich, dass nichts im Leben selbstverständlich ist und es unfassbar schwer sein kann, unkontrollierbares Leid zu akzeptieren. Was das in Bezug auf das Kinderkriegen bedeutet, ist mir schon seit einer Weile klar – der Aspekt der eigenen Gesundheit ist nun ganz neu für mich hinzugekommen.

An drei Tagen kommt Felix nun immer für ein paar Stunden vorbei und unterhält mich, bevor ihn meine Mutter für meinen nächsten Familienbesuch ablöst. Markus holt sie vom Bahnhof ab und fährt mit ihr direkt zu mir in die Klinik. Als die Schwester mittags meine Mahlzeit serviert, hält sie sich nicht zurück: »Wer soll das denn essen?«, fragt sie laut in die Runde meines

Mehrbettzimmers und stößt damit auf zustimmendes Gelächter. »Sicher, dass das nicht im Zoo abgeliefert werden soll?«

Meine Mama hat offensichtlich genug gesehen: »Komm«, winkt sie Markus zu sich rüber und steht aus ihrem Stuhl auf. »Wir gehen erstmal einkaufen und dann wird mal was Genießbares gekocht!«

Danach bereitet sie ein Festmahl nach dem anderen für mich zu, so viel, dass sogar an manchen Tagen etwas für meine Zimmergenossin übrigbleibt. Jeden Vormittag kommt sie mit einer voll beladenen Ikea-Tüte auf die Station und zaubert Schalen mit Fleisch-, Reis- und Pastagerichten auf meinen kleinen Beistelltisch. Dazwischen backt sie Kuchen und kreiert raffinierte Desserts. Ich freue mich jeden Tag auf die kulinarischen Köstlichkeiten, und auch die Schwestern sind von der Kochkunst meiner Mutter beeindruckt: »Wow, haben Sie ein Glück, dass sie so umsorgt werden!«, kommentieren sie den Aufwand mir gegenüber anerkennend. »So haben Sie ja die besten Voraussetzungen, schnell wieder auf die Beine zu kommen.«

Ja, das stimmt. Jeden Tag drücke ich ihr dafür einen dicken Kuss auf die Wange: »Danke, Mama!«

Es ist ein tolles Gefühl zu wissen, dass die Liebsten für einen da sind. Und doch ein ganz anderes, wenn man die seelische Unterstützung plötzlich wirklich braucht. Ich kann die Hilfe meiner Familie und Freunde zwar annehmen, aber nicht selten fühle ich mich irgendwie unwohl damit. Schließlich will ich niemandem zur Last fallen.

Von dieser Sichtweise kann ich mich im Laufe der Zeit allerdings immer mehr lösen. Weil ich verstehe, dass ich trotz meiner Hilfsbedürftigkeit nicht automatisch an Wert verloren habe.

Geholfen hat mir dabei ein Tipp meiner Therapeutin. Sie riet mir, den Spieß einfach mal umzudrehen und mich einmal in die Lage der Hilfeleistenden hinzuversetzen. In diesem Moment habe ich festgestellt, dass ich auf jeden Fall für meine Mitmenschen das Gleiche tun würde. Ja, vermutlich würde es mir sogar Freude bereiten, jemanden in einer schwierigen Lage zu unterstützen oder einfach für jemanden, den ich liebe, da zu sein. Dieser kleine Perspektivwechsel hat mir gezeigt, dass es völlig okay ist, gut gemeinten Beistand anzunehmen.

Bevor meine Mutter wieder zurück nach Hamburg fährt, bringt sie mir noch ein letztes Carepaket in der Klinik vorbei. Den Rest Vorgekochtes hat sie in unserer Tiefkühltruhe aufgestapelt. Wir essen gerade ihren selbstgebackenen Pflaumenkuchen, als Herr Dr. Vieten zur Tür reinkommt. »Guten Appetit«, begrüßt er uns und kommt dann direkt zur Sache: »Frau Diehl, Ihre Hormonwerte sinken. Allerdings war im letzten Ultraschall zu erkennen, dass sich das Zellgewebe dadurch nicht vollständig auflöst. Deshalb würde ich Sie doch in der nächsten Woche operieren.«

Mir bleibt das Obststück fast im Hals stecken.

»Was?«, frage ich ihn erschrocken. »Ich denke, das ist zu gefährlich?«

»Ja, das war damals«, erklärt er mir, »allerdings reden wir jetzt nur noch von Restgewebe, das kaum mehr festsitzt und deshalb auch nicht durch große Schnitte entfernt werden muss. Am Ende ist das ein schneller Eingriff und danach haben Sie's hinter sich.«

Ich starre ihn scheinbar immer noch ungläubig an.

»Ich bin der Chefarzt der Gynäkologie und kenne mich mit OPs ganz gut aus«, schiebt er deshalb lächelnd hinterher und versucht mich offenbar zu beruhigen. »Vertrauen Sie mir!«

Vertrauen ist nach meinen Rückschlägen ja so eine Sache. Ich weiß mittlerweile nicht mehr, ob ich mich überhaupt noch auf irgendetwas verlassen kann. Schließlich hat mir meine Erfahrung gezeigt: Sobald ich mich wieder berappele und neuen Mut fasse, liege ich im nächsten Moment wieder im Dreck. Ich würde mich deshalb lieber wegducken, anstatt auch diese Hürde nehmen zu müssen. Aber ich habe keine Wahl: Der Chefarzt der Gynäkologie hält einen letzten Eingriff für notwendig, da hilft kein Jammern. Auch wenn meine Angst kaum auszuhalten ist. Fünf Tage dauert es, bis Herr Dr. Vieten den Eingriff festlegt, und ich male mir bis dahin alle erdenklichen Komplikationen aus. Vom Aufwachen mit Hirnschäden bis zum Sterben durch Verbluten ist alles dabei.

Als mich eine Schwester schließlich in den Vorraum des OPs rollt, pocht mein Herz, als würde es sich durch meine Brust sprengen wollen. Den Narkosearzt scheint meine Nervosität nicht zu interessieren, ohne Vorwarnung setzt er mir eine durchsichtige Maske vor Mund und Nase.

»Zählen Sie bitte laut von zehn rückwärts« ist das Letzte, was ich vom ihm höre.

»Sechs, füüü …« Aus.

Ich habe weder einen Hirnschaden, noch bin ich tot. So viel steht fest, seitdem ich aus der Narkose aufgewacht bin. Aus medizinischer Sicht läuft nach der OP sogar alles nach Plan: Zwei Tage später stehen die Hormonwerte endlich auf null und Herr Dr. Vieten entlässt mich nach insgesamt drei Wochen mit Mut machenden Worten aus der Klinik: »Im Falle dieser seltenen Diagnose sprechen wir tatsächlich von einer Laune der Natur«, lässt er mich wissen. »Ihre Familienplanung müssen Sie deshalb nicht auf Eis legen.«

Mag sein. Vielleicht ist das sogar eine gute Nachricht, allerdings kann ich jetzt noch nicht an morgen denken. Ich bin völlig ausgelaugt von meinem Ausnahmebefund. Der mich nicht nur aus der Bahn geworfen hat, sondern auch neben der Spur stehen lässt. Obwohl alles überstanden ist, bin ich weder erleichtert, noch habe ich Bock auf neue Baby-Prophezeiungen. Meine Welt steht still. Am besten rufe ich Frau Willer an, meine Therapeutin.

Sie kann mir vielleicht sagen, wie ich nach dieser Odyssee jemals wieder auf die Beine kommen soll.

Der Dutt der Therapeutin

Grün. Nicht grasgrün, nicht moosgrün. Irgendwas dazwischen. Ich wundere mich, dass Kotze so aussehen kann. Ich habe sie mir aber auch noch nie so genau angesehen. *Wann habe ich überhaupt zuletzt gekotzt?* Ist lange her. Sicher irgendwann mal in meiner alten Wohnung in Hamburg. Da hatte mein Klo allerdings nicht diese Auffangschale. Diese Zwischenebene, auf der alles Ausgeschiedene wie auf einem Präsentierteller liegt, bevor man es runterspült. Vielleicht hat sich der Klobauer das genauso gedacht. Wenn man möchte, kann man sich noch eine Weile neben die Schüssel setzen und sein Werk betrachten.

Ich hocke auf dem Wannenrand. Meine Nase ist vom Heulen verstopft, ich rieche nichts mehr. Die Klospülung ist etwa einen Meter entfernt, aber ich kann meinen Arm nicht heben. Wie festgeklebt liegen meine Hände auf den Oberschenkeln. Meine Augen fühlen sich an, als hätte ich sie tagelang in Seifenlauge getunkt. Um zwischendurch klar zu sehen, kneife ich sie immer wieder fest zusammen. Tränen kommen keine mehr.

Dabei bin ich vor eineinhalb Stunden noch zuversichtlich gewesen. Ich habe mich sogar fast ein wenig auf die Therapiesitzung mit Frau Willer gefreut. *Wenn mich jemand aus meiner Verzweiflung holen könnte*, dachte ich, *dann doch wohl sie als Psychologin.* Sie würde mich am Kragen packen, damit ich nicht noch weiter in den dunklen Abgrund stürze. Schließlich weiß sie genau, wie Aufbauarbeit funktioniert, weil sie Leuten ständig auf die Beine hilft.

Frau Willer begrüßte mich zum Anfang der Stunde wie immer mit ihrem seichten Händedruck. Daran habe ich mich mittlerweile gewöhnt, trotzdem hätte ich sie diesmal lieber umarmt. Ich wollte mich direkt von ihr trösten lassen, wusste aber nicht, ob sie das schräg finden würde. Außerdem war ich mir nicht sicher, ob sich ihr Dutt durch meine Umklammerung lösen könnte – deshalb verzichtete ich darauf.

Als wir uns setzten, senkte sie ihren Blick. Im Nachhinein bin ich erstaunt, wie schnell mir diese klitzekleine Geste verriet, dass etwas nicht stimmte. Ich sehnte mich plötzlich nach dem normalen Beginn der Stunde. Frau Willer würde wie gewohnt nicken und mir damit zu verstehen geben, dass ich loslegen könnte. Dieser Start war in den letzten vier Jahren immer der gleiche gewesen. Und doch hatte er mich jedes Mal irritiert. Weil mir die konkrete Frage nach meinem Befinden fehlte.

Jetzt wünschte ich mir diese simple, nonverbale Aufforderung zurück. »Bevor wir anfangen, muss ich Ihnen etwas sagen.« Als Frau Willer die Worte aussprach, waren alle weiteren schon überflüssig. Ich konnte sehen, dass sie sich unwohl fühlte. Sonst war sie die Souveräne, die mich in meiner Unsicherheit in die richtige Richtung lenkte. Ihre eigenen Emotionen ließ sie dabei nie durchblicken – das gehörte scheinbar zu ihrer Psychologen-Etikette. Jetzt rutschte sie allerdings nervös auf ihrem Stuhl hin und her und zwang sich, meinem Blick nicht auszuweichen. Blitzschnell ahnte ich deshalb, was nun kommen würde. Und klammerte mich gleichzeitig an die geringe Chance, dass ich mich irrte. *Es muss nicht so sein*, flüsterte mir mein Hirn unsicher zu, während mein Bauchgefühl schon in Alarmbereitschaft war.

»Ich bin schwanger«, vervollständigte sie ihren Satz.

Holy shit! Tatsächlich! So prompt wie nach einem Kurzschluss sprang mir die Sicherung raus. Als wäre mein Körper bis dahin strombetrieben gewesen. Meine Lichter gingen aus. Peng! Totale

Finsternis. Ich hatte recht, meine Intuition hatte mich nicht im Stich gelassen. Ganz anders als Frau Willer, die meinen schwach flackernden Hoffnungsschimmer jetzt mit einem Hauch ausgepustet hatte. Das konnte doch nicht ihr Ernst sein? Warum ausgerechnet sie, vor der ich nach jedem Seelenstriptease die Hosen noch ein wenig mehr runtergelassen hatte? Wie konnte sie mir bei meinem ausweglosen Baby-Wettkampf zusehen, während sie heimlich ihren eigenen Nachwuchs plante und mich nun mit ihrer brandaktuellen Kinderüberraschung aus den Socken haute?

Ich konnte nichts tun, außer sie anzustarren. Mittlerweile war ich einiges gewohnt, aber das schlug dem Fass den Boden aus. Eine Baby-Nachricht innerhalb meines geschützten Raumes. »Hier sollen Sie sich sicher fühlen«, hatte sie in den letzten Jahren immer wieder betont. Ja, Sie mich auch, Frau Willer! Und ich hatte mich auch noch auf dieses Vertrauensabkommen verlassen und völlig blankgezogen. Hatte ihr von unsensiblen Reaktionen auf meinen kinderlosen Status erzählt. Von meiner Empörung darüber. Vom Schmerz, der mich manchmal mitten in der Nacht übermannt hatte. Von meinem Auflehnen dagegen, weil ich damit nicht leben wollte. Und nun dieses miese Spiel! Verflucht, sie sollte für mich die Psycho-Kohlen aus dem Feuer holen, anstatt mir den Boden unter meinen ohnehin wackligen Beinen wegzureißen! Nun war es stattdessen so, als hätte ich meiner Therapeutin monatelang von meinem Verdacht erzählt, dass mein Freund mich betrog. Und sie hätte mir gerade gestanden, dass sie selbst die Geliebte sei. Ich fühlte mich hintergangen.

»Frau Diehl, ich …«, versuchte Frau Willer nochmal anzusetzen. Aber ich wollte nichts mehr hören. Reflexartig hob ich deshalb meine Hand, um sie zu stoppen.

Ich kam mir blöd vor. Und wollte raus. Entschied mich aber stattdessen, mir keine Blöße zu geben. »Ha, wie lustig. Ich hab' das irgendwie geahnt!«, haute ich deshalb gekünstelt cool raus. *Blöd-*

sinn. Ich hatte mit einer aufbauenden Stunde gerechnet, nicht mit diesem Therapeuten-Messer in meinem Rücken. Kein Wunder, dass meine Stimme völlig überdreht klang. Wie ferngesteuert begann ich, meine Arme zu bewegen. Unkoordiniert, wie die Jim-Knopf-Marionette aus der Augsburger Puppenkiste. In meinem Kehlkopf fing es an zu kribbeln. Es war nicht mehr aufzuhalten. Gleich würde es überschwappen. Ich merkte, dass Wasser in meinen Augen aufstieg. Ich schlug die Hände vor dem Gesicht zusammen und fing an zu schluchzen.

Das war's dann für alle Zeit mit einer Umarmung – zum Abschied bin ich rückwärts zur Tür raus und habe Frau Willer noch nicht mal mehr die Hand gegeben. Jetzt sitze ich im Bad und schaffe es nicht, meine Kotze runterzuspülen. Ich bin fassungslos über die Tiefschläge, die mir das Schicksal in Dauerschleife verpasst. Wie viel muss ich noch ertragen?

Zu allem Überfluss jagt mir meine Fantasie eine immer wiederkehrende Albtraum-Frequenz durch den Kopf: Der Dutt meiner Therapeutin löst sich, während sie im wilden Liebesspiel ihr Kind empfängt.

»Alles klar, Christina?« Markus' Stimme vor der Tür überrascht mich so sehr in der Stille, dass ich wie vom Blitz getroffen aufspringe. Mit der flachen Hand schlage ich auf die Spülung, als hätte ich in einer Quizshow den Buzzer für meine Antwort gedrückt.

»Alles okay«, krächze ich. Ich muss mich räuspern, die Magensäure steckt mir noch im Hals.

Wäre schön, mich wieder kennenzulernen

Es ist mir vorher schon nicht gut gegangen, aber seit der Therapiestunde ist es heikel. Ich kann mich nämlich nicht mehr richtig spüren. Das klingt irgendwie esoterisch, beschreibt meinen Zustand aber sehr treffend. Ich habe keinen Zugang mehr zu mir und schaue mir immer häufiger teilnahmslos von außen zu. Dabei sehne ich mich so nach Normalität, meinen geregelten Ups and Downs und immer mal wieder einem Lachen zwischendurch. An irgendeinem Punkt ist mein eigenes Ich verloren gegangen. Ich kann deshalb nur darauf warten, dass es wieder von selbst bei mir anklopft.

Ob es dafür den Weg nach Bad Schlangenbad findet, wage ich allerdings zu bezweifeln. So heißt der gesichtslose Ort, in dem ich mich gestern für meine dreiwöchige Reha an der Rezeption eines riesigen Betonbunkers angemeldet habe. Mein Einzelzimmer liegt im neunten Stock und der Blick von meinem kleinen Balkon auf einen blätterlosen Wald ist wie ein Abbild meiner trostlosen Stimmung. Wellness mit Schirmchengetränk zur Wiederherstellung meines Seelenlebens hatte ich mir irgendwie stilvoller vorgestellt.

Mehr als diese stumpfe Erkenntnis regt sich nicht in mir, und deshalb raffe ich mein Zeug für den Programmstart des Tages zusammen. »8 Uhr – Waterfit« steht ganz oben auf meiner To-do-Liste, die mir die Dame am Empfang gestern in die Hand gedrückt hat. Pro Tag habe ich demnach fünf bis sechs Termine, und auch die Essens- und Ruhepausen dazwischen sind zeitlich festgelegt. Ich bin alles andere als eine begeisterte Schwimmerin, will aber ganz ohne Vorbehalte an meinen Regenerations-Auftakt rangehen. Die Ärzte haben sicher triftige Gründe, mich für die Stunde im Wasser einzuteilen, und deshalb wehre ich mich nicht gegen ein paar Bahnen im hauseigenen Indoor-Pool.

»Zur Schwimmhalle« lese ich auf dem Schild im Fahrstuhl, der mich mit leisem Rauschen bis ins Untergeschoss bringt. Hier muss ich mich zunächst durch das Drehkreuz einer Vorhalle drücken, um in die Umkleidekabine der Badeanstalt zu gelangen. Vor den Spinden stehen zwei Frauen, die sich angeregt über das Essen im Haus beschweren – im Vorbeigehen filtere ich ihre Empörung über fehlende Vitamine und Nährstoffe heraus. Ich suche mir ein offenes Schließfach auf der gegenüberliegenden Seite und wechsle von meiner Joggingklamotte in einen Badeanzug. Den habe ich mir extra für meine Reha gekauft, weil es so auf der Packliste der Klinik stand. Seitdem ich Teenager bin, trage ich zwar ausschließlich Bikinis, ich wollte aber sichergehen, hier im richtigen Dresscode aufzuschlagen.

Dass dieser Gedanke nicht schlecht war, merke ich, als ich die Tür zur Schwimmhalle in meinem geringelten Einteiler öffne. Keine einzige Frau trägt hier Bikini. Stattdessen stehe ich inmitten einer Ansammlung von *Kasten-Omis*. Diesen Begriff haben Mona und ich mal erfunden, als wir vor einer Weile auf einem Campingplatz in der Eifel übernachtet haben. Wir saßen damals vor ihrem Bulli und beobachteten die anderen Gäste im Strandabschnitt des Badesees. Dabei fiel uns ein Typ Frau besonders ins Auge: Die ältere Dame mit stockdünnen Beinen, einer enormen Oberweite und einem fast rechteckigen Torso. Davon gab es eine Menge, und allesamt sahen sie in ihren schnittgleichen Badeanzügen wie Klone aus. Ein tiefer Ausschnitt legte ihre Rücken frei, die zwei dünnen Träger schnitten sich in ihr Schulterfleisch. In der Frontansicht wölbten sich ihre übergroßen Vorbauten in spitzen Körbchen fast waagrecht nach vorne. Die Raffungen in der Hüfte sollten wohl die Taille betonen, machten ihre Oberkörper aber nicht weniger quadratisch. Mona und ich führten allerdings beim Profiling der Damen nichts Böses im Schilde, wir fanden den einheitlichen Look sogar ganz süß und tauften die Seniorinnen deshalb *Kasten-Omis*.

Während sich die Kasten-Omis damals unter ganz unterschiedliche Leute gemischt haben, treffen sie sich in dieser Schwimmhalle als völlig homogene Truppe. Es sind zwanzig, vielleicht sogar dreißig, und ich mittendrin. So gesehen war der Kauf meines Badeanzugs zwar eine gute Idee, bringt aber nichts in Sachen Zugehörigkeit. Hier bin ich der Alien unter den Kasten-Omis! Ich überlege gerade, mich wieder rauszuschleichen, als der Schwimmtherapeut die Eingangstür mit beiden Armen aufschwingt. »Hallo, Ladys!«, ruft er dynamisch in die Runde und klatscht laut in die Hände. »Dann mal rein ins kühle Nass, wir starten direkt mit den Übungen.«

Ich setze mich an den Beckenrand und lasse mich ins Wasser gleiten.

»Jetzt heben wir erst den rechten Arm und dann den linken«, schallt seine Stimme durch die Halle. *Natürlich ist das badewannenwarm hier drin*, denke ich. *Wenn sich alle so lahm bewegen, muss zumindest keiner frieren.* Die Kasten-Omis strecken ihre Arme wie in Zeitlupe abwechselnd nach oben, ihre Füße stehen dabei völlig still. Von wegen Bahnen ziehen. Da bin ich ja nachts im Schlaf fitter, wenn ich mich von einer auf die andere Seite drehe!

Ich könnte über diese absurde Szene schmunzeln. So wie damals mit Mona im Yogatempel, als die Heilerin angeblich mit ihren Gedanken durch meinen Körper gewandert ist. Aber mir ist nicht nach Lachen zumute. Ganz im Gegenteil. In mir kriecht ein unbändiger Frust hoch. Ich frage mich, warum ich nicht längst mit anderen Mamas im Sandkasten sitze, sondern stattdessen Gymnastik gegen Altersarthrose mache? Wie konnte das passieren, wieso bin ich hier gelandet? Lieber Gott, warum tust du mir das an?

Der Schmerz trifft mich so hart, dass ich meinen gestreckten Arm schlaff ins Wasser fallen lasse. Von jetzt auf gleich verschwimmt mein gesamtes Sichtfeld, und die Kommandos des Therapeuten fliegen nur noch unverständlich an mir vorbei. So langsam die anderen ihre Arme heben, so langsam kämpfe ich jetzt gegen den Widerstand des Wassers, um wieder an den Rand des Beckens zu kommen. Mir ist völlig egal, was die Kasten-Omis von mir denken. Ich will zurück in mein Zimmer. Mühsam ziehe ich mich aus dem Bad, nehme mein Handtuch vom Haken und schwinge mich durch die Tür. Draußen sammele ich meine Sachen aus dem Spind zusammen und steige, ohne mich umzuziehen, in den Fahrstuhl. Im neunten Stock sind meine Füße immer noch nass und hinterlassen dunkle Spuren auf dem hellen Teppich. Umständlich stochere ich mit dem Schlüssel im Schloss herum, bis die Zimmertür endlich auffliegt. Ich schmeiße sie hinter mir zu, pralle mit dem Rücken dagegen – und fange an zu weinen! Wie aus einer geöffneten Schleuse kommen die Tränen aus mir rausgeschossen. Ich heule Sturzbäche.

So ist das. Ich bin noch trauriger, seitdem ich in der Reha bin. Das ist wahnsinnig anstrengend, andererseits rüttelt mich der neu reinrauschende Kummer plötzlich wieder wach: Erst jetzt verstehe ich so richtig, was mir passiert ist. Auch meine vierte Schwangerschaft ist gescheitert, und die heftige Blutung liegt wie ein Trauma auf meiner Seele. Ich habe das Urvertrauen verloren. Bis zu meinem ersten positiven Schwangerschaftstest bin ich selbstverständlich davon ausgegangen, dass mein Leben es gut mit mir meint. *Mir passiert schon nichts*, hat mir meine innere Stimme bis dahin zugeflüstert – nun bin ich nicht mehr sicher, ob das Schicksal nicht noch Schlimmeres für mich bereithalten würde. Was, wenn Markus etwas passiert und er mich mit einer unbegreiflichen Hoffnungslosigkeit zurücklässt? Was, wenn ich bei einem Autounfall verunglücke? Was, wenn ich nochmal schwanger werde und mein Kind erst Monate später in meinem Bauch stirbt? Meine Schreckensfantasien kennen keine Grenzen, und weil sich die Erinnerungen der letzten Jahre nun auch wieder deutlich zeigen, gießt sich die Trauer eimerweise über mir aus. Klingt irre, aber das fühlt sich erleichternd an, obwohl mir die Realität jetzt erbarmungslos um die Ohren knallt. Dadurch sind meine Gefühle endlich nicht mehr verschüttet, ich sehe wieder klarer und meine Lebendigkeit kommt langsam zurück.

Nach meinem Weinkrampf überlege ich trotzdem kurz, ob ich abreisen soll. Aber ich bleibe. Was würde ich zu Hause tun, warum sollte es dort besser sein? Markus muss tagsüber arbeiten, ich wäre also trotzdem die meiste Zeit alleine. Nein, vor meiner Auswegslosigkeit kann ich nicht weglaufen. Das weiß ich schließlich nicht erst seit unserem Urlaub auf Sri Lanka, bei dem sich bei jedem Wegducken mehr Seelenmüll unter der Oberfläche angesammelt hat. Diesmal flüchte ich nicht, weil das absolut nichts bringen würde.

Das habe ich übrigens auch vor einiger Zeit in einer Podcastfolge gehört, die mir jetzt wieder in den Sinn kommt. Darin ging es um das Thema Problembewältigung, und die Sprecherin erzählte eine kurze Geschichte, um den Unsinn von Verdrängung zu erläutern: »Stell dir vor, eine Gruppe von Sorgen klopft an deine Tür. Du denkst, die kann ich gar nicht gebrauchen, und schickst sie allesamt in den Keller. Dort stehen einige Fitnessgeräte, und jeder Einzelne aus der Sorgentruppe beginnt zu trainieren. Nach einer Weile kommt die Gruppe zurück nach oben. Und jede Sorge ist kräftiger geworden, größer und stärker als je zuvor. Wie es besser geht? Lade sie zu dir ein, kümmere dich um sie, und sobald sie satt sind, werden sie nach einer Weile wieder gehen.« Ich finde das plausibel erklärt, und diese Botschaft ist für mich aktueller denn je. Wenn ich meine Probleme jetzt wegschiebe, kommen sie sicher doppelt geballt zu mir zurück. Und nur wenn ich sie wie Gäste umarme, können meine Wunden heilen. Deshalb weiche ich diesmal meinem Schmerz nicht aus. Er ist da, ob ich will oder nicht. Keine Chance, ihn zu ignorieren und die Augen vor den Sorgen zu verschließen. Und wo sonst, wenn nicht hier, hätte ich genügend Zeit, um meine Trauer zu bewältigen. Also, her mit dem Leid, ich bin bereit, das Aushalten zu üben!

Mitsamt meinem Seelenschmerz hangele ich mich seitdem von einem Kurs zum nächsten. Mal sitze ich still in einer Meditationsstunde, dann verausgabe ich mich wieder beim Zirkeltraining oder pinsele nichtssagende Bilder mit Ölfarbe. Das Angebot ist vielfältig, aber eigentlich interessieren mich die Inhalte nicht wirklich. Ich bin hauptsächlich mit mir beschäftigt und sehe jede Aufgabe lediglich als Untermalung meines Stimmungstiefs. Selbst im Speisesaal setze ich mich zu jeder Mahlzeit alleine an einen Tisch. Obwohl mittlerweile klar ist, dass die Kasten-Omis nicht die einzigen Gäste der riesigen Klinik sind. Das Publikum ist durchmischt, und alle Altersklassen treffen sich dreimal am Tag zu den Essenszeiten. Sollen sie – ich habe keinerlei Bedürfnis danach, neue Kontakte zu knüpfen. Ich brauche meine Ruhe, um in meine seelischen Abgründe zu tauchen.

In den Ruhepausen wandere ich endlos durch einen nahe gelegenen Wald und höre melancholische Musik. Wenn mir jemand Moll-Klänge ins Ohr singt, fühle ich mich verstanden und getröstet. Meine Playlist füllt sich deshalb mit Künstlern, die etwas von der Schwermut-Materie verstehen – Coldplay, Kings of Convenience, José González. Ihre Songtexte erzählen von gebrochenen

Herzen, geplatzten Träumen und verlorenem Glauben. Zusammen leiden wir fürchterlich, und ich bade manchmal so tief in meiner Schwermut, dass mich der Schmerz zu zerreißen droht. Während einer meiner Spaziergänge bleibe ich in solch einem Moment an einer menschenleeren Lichtung stehen – und schreie.

Ich habe keine Chance, darüber nachzudenken, meine Hoffnungslosigkeit schießt wie eine aufrauschende Welle in mir hoch. Ich brülle meine Verzweiflung so lange raus, bis mir die Luft ausgeht und ich mich völlig verausgabt habe. Als ich wieder still werde, lausche ich flach atmend meinem Echo. Irgendwann bewegen sich meine Füße wieder. Mit jedem Schritt nehme ich mir vor, darauf zu vertrauen, dass meine Qualen von Tag zu Tag ein bisschen weniger werden.

Es ist doch eigentlich ganz logisch: Sobald es einem nicht gut geht, möchte man dieses Gefühl so schnell wie möglich wieder loswerden. Das ging mir am Anfang meines Kinderwunschweges genauso. Allerdings habe ich mit jedem weiteren Rückschlag gemerkt, dass mir dieser schnelle Wechsel nicht gelingt. Die Verzweiflung war viel zu groß, um sie mal eben so gegen gute Vibes einzutauschen. Und je vehementer ich sie versuchte zu verdrängen, desto mehr Raum nahm sie ein.

Trotzdem habe ich schon von Reaktionen gehört, die den Betroffenen die Dauer ihrer Verlustbewältigung vorzugeben scheinen: »Bist du etwa immer noch traurig?« oder »Nun muss es doch mal gut sein!« sind nur einige davon.

Mal ehrlich: Ganz sicher gibt es kein Richtig oder Falsch, wenn es um den Zeitraum einer persönlichen Trauer geht! Niemand hat das Recht, darüber zu urteilen, wie lange man braucht, um seinen Kummer zu verarbeiten. Ich habe beschlossen: Nur ich selbst entscheide, wann mein Geist bereit ist für neue Impulse.

In diesem Bewusstsein verbringe ich die Tage in der Reha. Da spricht mich eines Morgens beim Frühstück in der Schlange zur Essensausgabe eine ältere Dame an: »Wie geht es Ihnen heute?«, fragt sie mich aus dem Nichts. Ich kenne sie vom Sehen, sie setzt sich zu den Mahlzeiten immer an den gleichen Fensterplatz. Und immer etwas abseits der Kasten-Omis.

»Ähm, danke, gut«, lüge ich irritiert auf ihre unvorhersehbare Frage und drehe mich wieder von ihr ab. Auch nach fast zwei Wochen steht mir der Sinn nicht nach belanglosem Smalltalk.

»Hätten Sie Lust auf einen Spaziergang heute nach dem Mittagessen?«, fragt sie beharrlich, und ich schaffe es nicht, sie zu ignorieren. Ich schaue wieder zu ihr hoch, sie lächelt.

»Klar, warum nicht?«, antworte ich spontan und bin auf Anhieb unentschlossen, ob ich mich über meine Inkonsequenz ärgern soll. Eigentlich habe ich doch gar keine Lust auf Gesellschaft, bringe es aber nicht übers Herz, die Dame abzuweisen. Irgendwie macht sie grad einen sehr empathischen Eindruck auf mich, ich schätze sie so auf siebzig.

»Schön«, antwortet sie. »Ich warte um 14 Uhr am Haupteingang auf Sie. Übrigens, ich heiße Ellen, und wir können uns gerne duzen.« Sie streckt mir ihre Hand entgegen.

»Christina«, sage ich und schlage ein. »Freut mich, dich kennenzulernen, Ellen.«

Ellen steht schon vor der Glastür des Haupteingangs, als ich um kurz vor zwei aus dem Fahrstuhl steige. Mit ihrem Kunstfellmantel und dem gestrickten Stirnband in ihren grauen Locken sieht sie aus, als hätte sie sich extra für einen Stadtausflug feingemacht. Sie trägt sogar Lippenstift und eine kleine Handtasche, die ihr quer über die Schulter hängt. Ich habe mir nach dem Mittagessen nur schnell eine Jacke über meine Sportklamotten geworfen, selbst meine Turnschuhe habe ich nicht gegen die Wanderstiefel eingetauscht. Ich rechne nicht mit einem langen Spaziergang, Ellen läuft sicher nicht wie ich stundenlang durch den Wald. Außerdem ist eh die Frage, ob wir genug Redestoff bis zu meinem nächsten Kurs um 15.30 Uhr haben.

Nachdem wir uns kurz begrüßt haben, starten wir unsere Tour in Richtung Ortskern. Hier gibt es außer ein paar Boutiquen und einem Friseur nicht viel zu sehen.

»Warum bist du hier in der Klinik?«, frage ich Ellen, als wir in eine kleine Seitengasse einbiegen.

»Ach, es geht um mein Herz«, beginnt sie zu erzählen. »Das macht seit einiger Zeit nicht mehr so richtig mit. Ich bin oft kurzatmig und schnell erschöpft, eigentlich nichts Schlimmes, sagen die Ärzte, aber ich soll mich hier mal ein wenig erholen.«

»Ich verstehe«, antworte ich. »Hoffentlich geht's dir bald wieder besser.«

Wir schauen uns kurz an und lächeln.

»Mir wurde auch Ruhe verordnet«, erzähle ich nun. »Obwohl ich körperlich wieder ganz fit bin. Aber meine Seele hinkt wohl noch etwas hinterher.«

»Was ist passiert?«, fragt Ellen.

Ich denke ein paar Sekunden über meine Antwort nach, um die richtigen Worte zu finden.

»Ich habe vier Kinder verloren«, sage ich schließlich und erschrecke selbst über meinen Satz. Laut ausgesprochen klingt er selbst für mich wie eine furchtbare Neuigkeit.

»Oh, wie schrecklich«, bestätigt Ellen leise mein Gefühl und hakt sich bei mir ein. Ich brauche ein paar Schritte in Stille, um die Eindeutigkeit meiner Aussage zu verkraften. Ellen scheint das zu verstehen und sagt eine ganze Weile nichts.

Irgendwann bleiben wir vor dem Schaufenster einer Konditorei stehen, die ihre Auslage mit unzähligen Torten dekoriert hat.

»Tut mir leid, Christina«, sagt Ellen schließlich, »das Leben hat dir eine harte Prüfung geschickt und es ist schwer, sie anzunehmen. Aber ich wünsche dir sehr, dass du sie bestehen wirst.«

Ellen macht eine Pause, während ihr Blick weiter abwesend durch die Ladenscheibe schaut.

»Weißt du, meine Tochter ist letztes Jahr gestorben«, fährt sie schließlich fort. »Sie hatte Krebs. Ihre beiden Söhne sind drei und fünf Jahre alt und müssen nun ohne ihre Mutter aufwachsen.«

Ich schaue erschrocken zu ihr hoch. »Um Himmels willen« ist das Einzige, was mir über die Lippen kommt, ich bin geschockt über Ellens Geschichte. Wie zur Beruhigung legt sie ihre Hand auf meine.

»Du bist gesund und hast dein halbes Leben noch vor dir«, erklärt sie mir mit fester Stimme. »Denk daran: Das alleine ist ein großes Geschenk!«

Sieh es doch mal so

Bumm! Ellens Worte schlagen an diesem Tag ein wie eine Bombe. Und sie klingen nach. Ich bin seit zwei Wochen wieder in Köln und muss immer wieder an die Message hinter ihren Sätzen denken: Körperlich fehlt mir rein gar nichts! Trotz der ganzen Scheiße, die mir in den letzten Jahren passiert ist. Halleluja, ich bin gesund!

Mit diesem Reminder sitzt mir Ellen seitdem im Ohr und beschleunigt meinen Verarbeitungsprozess rasant. Sie bringt mich dazu, mein Leben neu zu überdenken. Ganz klar gibt es dabei zwei Seiten meiner Daseins-Medaille: Blicke ich auf meine letzten viereinhalb Jahre, sehe ich erstmal nur schwarz. Fest steht, dass mir das Schicksal in dieser Zeit böse mitgespielt hat und ich den Schmerz über meine ungeborenen Kinder nicht wegwischen kann. Die ständigen Tiefschläge haben Markus und mir oft keinen Raum für unbedarfte Romantik gelassen und den Großteil unserer Beziehung überschattet. Die Trauer über meine Fehlgeburten hat zudem tiefe Spuren hinterlassen. Ich bin oft ängstlich und auf der Hut vor zusätzlichen Katastrophen, die mich in noch größere Verzweiflung stürzen könnten. Und noch immer liege ich häufig nachts wach und grübele stundenlang über einen Ausweg, den ich trotz meiner gedanklichen Höchstleistungen nicht finde. Wenn ich morgens in den Spiegel schaue, mag ich mich außerdem nicht mehr. Ich habe drastisch abgenommen und kann in fast jede Jeans reinschlüpfen, ohne die Knöpfe aufzumachen. Die eingefallenen Wangen haben mein Gesicht verändert und wegen der dunklen Augenringe sehe ich permanent müde aus. Ich habe das Gefühl, für andere Menschen unsichtbar geworden zu sein, und sehe keinen Sinn mehr darin, mich aufzuhübschen. Ich trage deshalb die immer gleichen Klamotten und abgetragenen Sneakers. Würde mir Markus nicht versichern, dass er mich weiterhin attraktiv findet, würde ich mir vielleicht nur noch einen Müllsack überwerfen. Manchmal kommt es mir vor, als hätte der liebe Gott mich vergessen. Die Erkenntnis, dass ich meine Verluste nicht rückgängig machen kann, lähmt mich in diesen Momenten genauso wie die fehlende Kontrolle darüber, was in der Zukunft auf mich wartet.

Im Vergleich zu Ellens Tochter habe ich allerdings großes Glück. Ich kämpfe nicht gegen eine lebensbedrohliche Krankheit. Ellens Tochter hatte zwar zwei gesunde Söhne und damit alles, was ich mir eigentlich wünsche, aber sie konnte ihren Krebs nicht besiegen. Sie wurde mitten aus dem Leben gerissen und hinterlässt zwei Kinder und den Rest ihrer Familie. Die Tage können so schnell gezählt und damit alles auf einen Schlag vorbei sein, daran hat mich Ellen erinnert. Und mir so die Augen für die andere Seite meines Lebens geöffnet. Auf der sich plötzlich wieder Positives zeigt. Da wäre zum Beispiel Markus, der mich liebt, immer für mich da ist und unsere Beziehung trotz unseres unerfüllten Kinderwunschs nicht infrage stellt. Oder meine großartigen Freunde, die nicht müde werden, mich immer wieder aufzubauen, egal, wie oft ich auf die Schnauze falle. Nicht zu vergessen mein Bruder und meine Eltern. Die zwar nicht um die Ecke wohnen, aber trotzdem sofort parat stehen, sobald ich ihre Unterstützung brauche.

Und was ist mit meiner Freizeit, die ich jederzeit so verbringen kann, wie ich es möchte? Ohne nennenswerte Einschränkungen oder Verpflichtungen. In einer Stadt, die ich mir selbst als meine Heimat ausgesucht habe und in der ich immer wieder Neues entdecke. Und nicht zuletzt bringt mir mein Job genügend Geld für alle meine Unternehmungen und jedes Reiseziel, das ich mir erträume. »Du hast dein halbes Leben noch vor dir«, hat Ellen zu mir gesagt. Und ja, verdammt: Sie hat doch recht! Ganz egal, wie meine Zukunft aussehen wird, es wäre viel zu schade, sie in Sack und Asche zu verbringen! Ich will schließlich irgendwann wieder richtig happy sein, und zwar mit Baby oder notfalls eben auch ohne. So wie früher, bevor dieses ganze Drama begann. Moment, habe ich das grad wirklich gedacht? Kinderlos und trotzdem glücklich? Ja, verflucht nochmal: Obwohl mich das Schicksal auf so eine harte Probe stellt und sich mein Wunsch vielleicht nicht erfüllt, gebe ich mich doch noch lange nicht auf! Ich habe kein Bock mehr auf die Opferrolle und nehme mein Leben jetzt endgültig wieder selbst in die Hand.

Mit dieser Kampfansage will ich nun meinen Neustart nach der Reha einläuten. Und bin damit bereit für die erste und zugleich schwierigste Hürde: meinen 40. Geburtstag! Der steht kurz bevor und erschreckt mich in manchen Momenten noch immer wie ein aus der Hecke springender Horrorclown. Aber damit soll jetzt Schluss sein, ich lasse mir keine Angst mehr einjagen. Mein Wille nach positiven Vibes brennt gerade lichterloh und deshalb werde ich ab sofort zurückschlagen. Klar ist, dass ich mir die Geburt meines Kindes während meines 39. Lebensjahres schon vor einer Weile abschminken musste. Selbst wenn die letzte Schwangerschaft geglückt wäre, hätte ich mein Baby erst mit über vierzig bekommen. Aber ist das noch der springende Punkt? Wohl kaum. Statt dem ständigen ob und wann ich wieder einen positiven Test in den Händen halte, gibt es doch mittlerweile eine viel wichtigere Frage: Will ich das überhaupt nochmal? Logisch, wenn man mir das fertige Kind in die Arme legen würde, wäre die Antwort leicht. Aber traue ich mir die ganze Achterbahnfahrt der Gefühle noch einmal zu? Die gleiche Unsicherheit, dieselbe Tortur, die gewohnte Panik? Um dann wieder gnadenlos enttäuscht zu werden? Ganz im

Ernst: Ist es das wert, weil ein gutes Ende eben nicht unmöglich ist, oder ziehe ich lieber gleich den Stecker und stürze mich mit einer klatschenden Arschbombe in meinen Plan B?

Tja, so viele Fragen – die Antworten darauf schüttele ich nicht mal so nebenbei aus dem Ärmel. Aber ich bin bereit, sie mir zu stellen. Und bis dahin lasse ich mir meinen Geburtstag nicht versauen, schließlich werde ich ein Jahr älter. Das hätte sich Ellens Tochter auch gewünscht und durfte das nicht mehr erleben. Deshalb werde ich diesen Tag feiern, anstatt mich vor ihm zu verstecken.

Meinen Ehrentag zelebrieren Markus und ich deshalb nicht irgendwo, sondern fliegen dafür extra nach New York. Ich wollte diese Stadt schon immer besuchen und merke bereits bei unserer Ankunft, dass der Zeitpunkt gerade jetzt perfekt ist: New York ist groß, lebendig, aufregend und passt mit seinem Freiheits-Flair optimal zu meinem Vorhaben eines gedanklichen Neuanfangs. Mein völlig verengter Horizont, der sich seit Jahren nur um die eventuelle Geburt eines Kindes dreht, bekommt hier endlich mal wieder neuen Input. Während ich mich zu Hause an mein gewohntes Umfeld gewöhnt habe, bin ich hier von den vielen Eindrücken geflasht, und ich liebe die Vorstellung, hier zu leben. In einer unbekannten Umgebung, in der alles von vorne beginnen könnte, ohne diesen Stempel der ewig unerfüllt Kinderlosen.

»Was, wenn noch so viel mehr möglich wäre, ganz egal, ob sich unser Wunsch erfüllt oder nicht?«, sage ich in einem Überflieger-Moment zu Markus, als wir uns beim Dinner an meinem Geburtstag zuprosten.

»Das wäre alles, was zählt«, hebt Markus sein Glas. »Darauf trinken wir!«

An der Nadel

Ich habe gerade erst angefangen, mir mein Leben ohne Nachwuchs vorzustellen. Und bin wirklich davon überzeugt, auf einem guten Weg zu sein. Schließlich will ich meinem Plan B eine ernsthafte Chance geben! Aber der Kinderwunsch ist einfach zu brutal, er kennt keine Gnade. Im Battle um die richtige Wahl meines zukünftigen Lebens steht er mir ganz ohne Frage als härtester Gegner aller Zeiten gegenüber. Wenn es um den Kampf um ein Kind geht, müsste ich die Entscheidung dafür oder dagegen möglichst schnell treffen – sonst gäbe es womöglich keine Aussicht auf eine weitere Runde. Diese Tatsache kriecht langsam wieder in mir hoch.

Und deshalb schaffe ich es auch diesmal nicht, mich einfach umzudrehen und aus dem Ring zu steigen. Oder zumindest das Handtuch zu werfen, um mich für eine Weile auszuruhen. Trotz all dem, was ich bisher an Rückschlägen erlebt und an Grenzen überschritten habe. Mit letzter Kraft habe ich noch versucht, mich nicht länger von meinem Kontrahenten einnehmen zu lassen, und mich verbissen gegen seine Überlegenheit gewehrt. Aber am Ende muss ich mich doch wieder geschlagen geben. Weil ich meine Angst vor einer vertanen Gelegenheit nicht besiegen kann. Noch immer finde ich es unvorstellbar, mich ein Leben lang dem Urteil anderer über eine zu frühe Kapitulation aussetzen zu müssen. Dabei könnten sich diejenigen, die meine Geschichte bis hierhin kennen, über meinen fehlenden Willen echauffieren. Die Nichtwissenden würden mich dagegen in die Schublade der Egoistin stecken, die in ihrem vereinsamten Alter die Rechnung für ihre unvernünftige Freiheitsliebe begleichen müsste. *»Hast du wirklich schon alles gegeben? Und du willst nicht doch weiterkämpfen? Bist du sicher, dass du das später nicht bereust?«*, hauchen mir meine Zweifel deshalb noch leise ins Ohr, als ich schon längst am Boden liege. Und zwingen mich mit diesen erbarmungslosen Mahnungen ein weiteres Mal in die Knie. Ich hab nicht den Mut, mich dagegen zu wehren – verdammt nochmal, das muss ich mir trotz meiner zwischenzeitlich zurückeroberten Stärke eingestehen.

Und trotzdem frage ich mich jetzt, ob der Bammel vor einer ungewissen Zukunft nicht doch die bessere Wahl gewesen wäre. Damit hätte ich mir die Panik vor der gleich anstehenden Untersuchung nämlich endlich mal gespart! Ich sitze Frau Dr. Bruck gegenüber und ärgere mich plötzlich fürchterlich über meine Inkonsequenz. Warum habe ich mir nicht mehr Zeit gegeben, um den aufblitzenden Willen nach einem alternativen Lebensmodell genauer zu prüfen? Was zur Hölle ist da in mich gefahren? Habe ich denn wirklich wieder alles vergessen? Die seelischen Schmerzen, den Kontrollverlust, die unendlichen Enttäuschungen? Und wieso habe ich nicht auf meine Mutmacherinnen gehört? Ajala, Mona, Ellen: Sie haben mir ihre Entspannungsparolen doch laut genug ins Ohr geschrien!

»Sie müssten jetzt in der achten Schwangerschaftswoche sein«, erklärt mir Frau Dr. Bruck, nachdem sie den zeitlichen Abstand zu meiner letzten Periode ausgerechnet hat. »Sie wissen ja, dass das noch früh ist, aber wir schauen mal, ob sich die Schwangerschaft bis hierhin zeitgemäß entwickelt hat.«

Da hast du's, denke ich, als hätte mir die Ärztin gerade ein brandneues Geheimnis offenbart. Kaum ausgesprochen, kämpfe ich innerlich gegen ihre Worte, die das eigentlich Unfassbare besiegeln. Ich bin wirklich wieder schwanger. Ganze vier Monate, nachdem ich aus der Reha entlassen worden bin. Und als wäre ich nicht selbst dafür verantwortlich, versuche ich jetzt zu begreifen, warum ich mir diesen Blitz-Versuch überhaupt antue. Kein einziges Mal konnte ich mich nach dem Schwangerschaftstest über das positive Ergebnis freuen, dafür war ich von Anfang an viel zu angespannt. Und hadere stattdessen täglich mit der Frage, ob ich einen unwiderruflichen Fehler begangen habe.

»Ja, gut«, reagiere ich deshalb zurückhaltend auf Frau Dr. Brucks Vorschlag und beschließe, die nächsten Minuten routiniert anzugehen. Und tatsächlich wirken die auf mich wie ein Evergreen: Frau Dr. Bruck beginnt mit dem Ultraschall und sagt lange nichts.

»Zu diesem Zeitpunkt müsste der Embryo um einiges größer sein«, sagt sie nach einer Weile. »Ich fürchte, dass ich Ihnen wieder keine guten Nachrichten überbringen kann.«

Ich verstehe. Ich schließe kurz meine Augen und horche in meinen Körper. Welche Gefühle kriechen diesmal in mir hoch? Ich versuche meine Stimmung zu filtern, grase dafür in Windeseile mein Inneres nach gewohnten Schmerzempfindungen ab. Nach ein paar Sekunden öffne ich die Augen. Nein, ehrlich gesagt, bemerke ich gerade nur eine Regung: Ich bin erleichtert!

»Okay«, bestätige ich deshalb meinen Erstimpuls. Und frage mich gleichzeitig, ob ich mich für meinen fehlenden Gefühlsausbruch schämen müsste. Ich bin weder geschockt noch am Boden zerstört. Höchstens ein wenig resigniert. Aber eigentlich bin ich vor allem froh, dass mich das Schicksal vor weiteren, unerträglichen Unsicherheiten befreit. Auch diese Schwangerschaft ist früh vorbei und nicht erst jetzt wird mir klar, wie wenig ich für diese bereit gewesen bin.

Von Anfang an habe ich mich unter Druck gesetzt und wollte mich in der Rolle der kompromisslosen Macherin präsentieren. Dabei habe ich mich im Endeffekt nur dazu gezwungen, trotz der großen Unsicherheit eine Schwangerschaft zu riskieren. Kein Wunder also, dass ich happy bin, aus diesem fahrenden Zug abspringen zu dürfen. Bevor er womöglich noch später als üblich entgleist. Als wir wieder am Tisch sitzen, macht sich Frau Dr. Bruck zunächst ein paar Notizen. Ansonsten schweigt sie, genau wie ich. Für einen kurzen Moment herrscht zwischen uns eine Nähe, die keiner weiterer Worte bedarf. Wir kennen uns eben seit Jahren, und ich schätze, dass Frau Dr. Bruck gerade versteht, was in mir vorgeht. Wir beide können uns nicht mehr erklären, warum ich mich von jedem Kind verabschieden muss. Es fühlt sich so an, als ob dieser erneute, gescheiterte Versuch unsere gemeinsame Ratlosigkeit beschließt.

»Ich kann mir sehr gut vorstellen, wie Sie sich gerade fühlen«, bestätigt Frau Dr. Bruck nach unserer Stille mein Verbundenheitsgefühl. »Und möglicherweise ist das ein denkbar ungünstiger Zeitpunkt, aber ich habe eine Information für Sie, die ich Ihnen nicht vorenthalten möchte.«

Bis hierhin habe ich gedacht, die Vibes meiner Ärztin lesen zu können, aber nun bin ich raus. Eine Information also – soll das jetzt geheimnisvoll klingen? Als hätte ich gerade Lust auf ein Ratespiel. Mir wäre lieber, sie würde ihre ominöse Neuigkeit direkt raushauen. Stattdessen kramt sie jetzt in ihren Unterlagen und macht sowas wie eine bedeutungsvolle Sprechpause. Irgendwie wirkt sie unsicher auf mich. So, als würde sie darüber nachdenken, ob sie überhaupt weiterreden soll. Das gefällt mir gar nicht! In meinen Augen müssen Ärzte unerschütterliches Fachwissen verbreiten, anstatt unentschlossen rumzueiern. Wacklig bin ich schließlich selbst genug! *Also, raus mit der Sprache, worum geht's?* Ungeduldig nicke ich Frau Dr. Bruck zu. »Okay! Und?«, frage ich sie auffordernd.

»Ja, also, ich war letzte Woche auf einem Kongress, bei dem es um neue Erkenntnisse bezüglich wiederholter Fehlgeburten ging«, fährt sie fort und mustert mich, als ob sie meine Reaktion nach ihren ersten Sätzen prüfen will. »Jedenfalls hat die Uni Heidelberg herausgefunden, dass eine spezielle Infusion die Wahrscheinlichkeit habitueller Aborte signifikant senken kann.«

Habituelle Aborte sind mehrere aufeinanderfolgende Fehlgeburten, so viel weiß ich, nachdem mir die Mediziner seit Jahren ihre Fachbegriffe um die Ohren hauen. Ansonsten verstehe ich immer noch nicht ganz, worauf Frau Dr. Bruck hinauswill. Hängt sie mir etwa in Rekordzeit eine neue Möhre vor die Nase? Um mich ein weiteres Mal zum Jagen meiner bisher unerreichbaren Beute anzustiften? Kurz nachdem mein Babytraum zum fünften Mal geplatzt ist? Ey, Moooment mal. Ich fange gerade erst an, meine Gefühlslage einzuordnen! Und nur weil ich mich jetzt befreit fühle, muss das nicht automatisch für morgen gelten! Tausendmal war ich mir schon bombensicher, endlich die Lehre aus meinem steinigen Weg gezogen zu haben. Und bin dann auf das glasklar anvisierte Ziel zugestürmt, um dann – fuck – nach ein paar Tagen wieder auf die Schnauze zu fallen. Weil ich nach meiner erloschenen Pseudo-Erleuchtung im Stockdunkeln über meine eigenen Füße gestolpert bin. Ne, stopp mal, ganz so schnell schießen die Preußen auch wieder nicht. Jetzt mal eins nach dem anderen. Erstmal muss ich wissen, worum es hier eigentlich geht!

»Und jetzt?«, frage ich meine Ärztin empört und bin nicht mal sicher, ob ich ihre Antwort überhaupt hören will.

»Na ja, wir könnten Ihnen die Infusionen wöchentlich verabreichen, sobald Sie sich wieder bereit für einen neuen Versuch fühlen. Und würden damit die Chance auf eine nächste, gesunde Schwangerschaft um einiges erhöhen. Mir ist klar, dass Ihre Kräfte in Bezug auf Ihren Kinderwunsch schwinden, trotzdem will ich Ihnen diese Chance nicht nehmen. Zumal wir Ihr zunehmendes Alter ja im Blick behalten müssen.«

Na super. Schöne Scheiße. Genau das habe ich befürchtet. Frau Dr. Bruck macht tatsächlich ein neues Fass auf. Und drängelt mich maßlos mit ihrem angeblich vielversprechenden Maßnahmenkatalog. Sorry, aber jetzt weiß ich überhaupt nicht mehr, wo mir der Kopf steht. Plötzlich soll es also doch ein Zaubermittel geben, was das bisher Unmögliche möglich machen soll? Es fühlt sich an, als würde mich meine Ärztin auf den Start zurückschubsen, kurz bevor ich eine Brettspielrunde in Ruhe beenden will. Verflucht, und was soll ich jetzt machen? Schon wieder hektisch von vorne beginnen?

»Ähm, ja, verstehe, also, ich weiß nicht«, stottere ich deshalb unentschlossen und lege meine Stirn in Falten. »Ich muss zuerst mal darüber nachdenken.«

»Völlig klar«, erwidert Frau Dr. Bruck, die mich jetzt wieder mit festem Blick ansieht. »Am besten besprechen Sie das zusätzlich mit einer Therapeutin. Sie sagten ja, dass Sie nach einer neuen suchen. Ich schreibe Ihnen mal die Nummer von Frau Friesenberg auf, die kann Sie sicher in Ihrer Entscheidung unterstützen.«

Das Leben der anderen

Frau Friesenberg gefällt mir auf Anhieb. Weil sie ein für mich wichtiges Hauptkriterium erfüllt: Sie ist mit ihren 58 Jahren nicht mehr im gebärfähigen Alter! Und kann mich daher auch nicht mit der Verkündung einer Schwangerschaft vom Hocker hauen, so, wie es meine vorherige Therapeutin getan hat. Noch so ein gelüftetes Baby-Geheimnis würde ich nicht verkraften, da bin ich mir ganz sicher.

»Seit wann haben Sie denn einen Kinderwunsch?«, fragt mich Frau Friesenberg, nachdem ich ihr meine Geschichte zum Auftakt der Stunde grob zusammengefasst habe. *Wunsch*. Ein Begriff, den ich mittlerweile nicht mehr laut über die Lippen bringe, wenn mich jemand auf Kinder anspricht. Für mich ist es nichts, was ich auf eine Liste schreibe und beim nächsten Weihnachtsfest unterm Baum finden würde. Keine Pizza, die ich abends per Telefon bestelle. Ich spreche nur noch vom Kinder*thema*. Das klingt theoretischer und nach weniger Enttäuschung.

»Frau Diehl?« Ich schrecke aus meinen Gedanken hoch.

»Was? Ach so. Na ja, keine Ahnung, seit fünf Jahren vielleicht?«

»Wie kam es dazu?«, hakt Frau Friesenberg nach. »Gab es zum Beispiel Freundinnen, die vor Ihnen schwanger wurden, so dass Sie deshalb selbst über Nachwuchs nachdachten?«

»Na ja, als meine erste Freundin Natalie mit Anfang zwanzig schwanger wurde, war ich erstmal nur fassungslos«, beginne ich nun zu erzählen.

»Jetzt schon?«, fragte ich sie damals entgeistert, nachdem Natalie die Baby-Bombe hatte platzen lassen. *Die Arme macht sich doch ihr Leben kaputt*, dachte ich weiter im Stillen. Meine anderen Freundinnen sahen das übrigens genauso. Als die Beziehung von Natalie tatsächlich kurz nach der Geburt ihres Sohnes zerbrach, waren wir deshalb froh, nicht den gleichen Fehler begangen zu haben. »Gott sei Dank«, stellte Merle damals erleichtert fest und verkündete drei Jahre später ihre eigene Schwangerschaft. Für mich damals noch immer unbegreiflich. Ich war gerade 25 und hatte einen Freund, von dem ich sicher war, dass er nicht der letzte sein würde. Über Kinder hatten wir nie geredet. Ich hatte zu der Zeit gerade mein Modevolontariat angefangen und begann die Annehmlichkeiten meines ersten richtigen Jobs zu genießen. Deshalb begriff ich nicht wirklich, was Merle mit ihrem »Es ist halt einfach so passiert« meinte. Sie und ihr Freund waren gerade mal seit zwei Monaten zusammen, für sie war er schon jetzt die große Liebe. Er sah das anders. Der Versuch, ihn mit dem Nachwuchs an sich zu binden, ging daher schief. Statt die Windeln seines Sohnes zu wechseln, wechselte er lediglich die Frau. Aus der Unterhaltszahlung trickste er sich irgendwie raus und meldete sich danach nur noch selten.

Nach diesen misslungenen Familienplanungen war ich deshalb noch Jahre später irritiert, als eine Freundin nach der anderen ein Kind erwartete. Ich war knapp unter dreißig, meine Chefin hatte mich mit den Worten »Werde jetzt bloß nicht schwanger« zur Redakteurin befördert. Ich durfte ab jetzt alleine reisen. Zusammen mit Leonie, meiner Assistentin, die mich unterwegs unterstützte.

Die anderen Umstände meiner Freundinnen nahm ich gelassen. Im Schnitt waren alle drei bis vier Jahre älter als ich. Und an unseren Freundschaften würde sich nichts ändern. Das glaubte ich allen Ernstes. Merle hatte ihren Sohn schließlich überall mit hingenommen. Meist war er auf einer Party unterm Tisch eingeschlafen, während wir den letzten Rotwein leerten. Dass sie eine Ausnahme unter Müttern war, wurde mir nur langsam bewusst. Meine übrigen Freundinnen verschwanden nämlich unmittelbar nach den Geburten ihrer Kinder von der Bildfläche. Der Unterschied zu Merle war: Sie hatten Männer, die bei ihnen blieben. Mit ihnen hatten sie den Nachwuchs geplant und nun drehte sich alles um die neuen Erdbewohner. Redeten sie über ihre Kinder, klang das deshalb nicht nach Verhütungsunfällen. Sie schwärmten von Sinnerfüllung und einem Ausmaß von Liebe, das sie vor ihren Babys nicht erahnt hatten. »Ich wache jeden Morgen wie frisch verknallt auf«, erklärte mir beispielsweise meine Freundin Anja, nachdem ihre Tochter Marie geboren war.

»Das klingt ja nach einer Traumwelt«, klinkt sich meine Therapeutin an dieser Stelle ein. »Sonst erzählten Ihnen Ihre Freundinnen nichts über ihren neuen Alltag?«

»Nein. Eigentlich nicht«, überlege ich. »Und ich kann mich auch nicht recht erinnern, ob ich mir an diesem Punkt selbst ein Kind gewünscht habe. Zunächst wollte ich wahrscheinlich nur nicht wahrhaben, wie sehr sich das Verhältnis zu meinen Freundinnen veränderte.«

Es kränkte mich, dass meine Freundinnen kaum mehr für mich erreichbar waren. »Sobald ich anrief, lief meistens nur ein Band«, erkläre ich und beginne eine typische Situation von damals aufzuschlüsseln. »Dies ist der Anrufbeantworter von Anja, Thorsten und Marie, leider können wir gerade nicht persönlich ans Telefon kommen, wir rufen aber so schnell wie möglich zurück.« Zumindest versicherten mir die typischen Texte, dass die Familien nicht ausgewandert waren. Einige Tage später zweifelte ich wieder daran, weil der Rückruf immer noch auf sich warten ließ. Waren die Kinder dann irgendwann im lauffähigen Alter, nahmen die Mütter den Hörer zwar wieder ab, den gewohnten Plausch von früher gab es trotzdem nicht: Anja: »Hi, Christina! Mensch, toll das wir uns mal wieder hören. Hier geht es drunter und drüber. Wie geht es dir?«

Ich: »Ja, gut so weit. Du, ich wollte dich mal fragen …«
Anja: »Maaarie! Nein, nicht daran. Nein, lass das bitte. Entschuldige bitte kurz, Christina. Was war?«
Ich: »Ja, kein Problem. Bei euch ist ja was los. Aber hör mal, ich wollte …«
Anja: »Nein, Marie, das ist nichts für dich. Nein. Christina, warte mal bitte …« Der Hörer wird zur Seite gelegt.
Ich: »*Anja …?*«
Anja: »…«
Ich warte.
Anja: »Christina? Bist du noch da? Du, Marie hat gerade den Teller runtergeschmissen. Können wir später nochmal sprechen?«
Ich: »Jaja, kein Thema.«
Anja: »Gibt's denn was Wichtiges? Mariiieeee!!!«
Ich: »Ne, schon gut, das hat Zeit.«

Meistens wollte ich meine Freundinnen fragen, ob sie spontan Lust auf ein Getränk um die Ecke hätten. Gelang es mir tatsächlich mal, meinen Satz am Telefon zu beenden, gab es oft entsetzte Reaktionen: »Wie? Heute?« Spätestens jetzt kam ich mir vor, als hätte ich den Wunsch nach einer Himalaya-Besteigung bei Vollmond geäußert. Nach einiger Zeit hörte ich deshalb auf zu fragen. Umgekehrte Angebote, die Familie doch tagsüber in den Zoo oder den Wildpark zu begleiten, nahm ich ein paarmal an. Als mir klar wurde, dass ich im Wettkampf um Aufmerksamkeit gegen jedes Kind verlor, klinkte ich mich allerdings wieder aus.
»Machte Sie das zusätzlich wütend?«, fragt mich Frau Friesenberg.
»Nein, eigentlich nicht«, antworte ich nachdenklich. »Eher traurig, weil ich plötzlich nicht mehr dazugehörte.«
»Was ja durchaus verständlich ist«, bemerkt Frau Friesenberg. »Schließlich ist es nicht schön, wenn man sich ausgegrenzt fühlt.«

Sie macht sich Notizen, bevor sie weiterspricht: »Wie war das denn innerhalb Ihrer Familie? Haben Sie beispielsweise mal mit Ihren Eltern über Familienplanung gesprochen?«

Puh. Die Nummer wieder. Die Fragen rund um die Family kenne ich ja bereits von Frau Willer. Scheint, als gehören die zum üblichen Therapeuten-Repertoire. Habe ich denn diesmal Lust, darüber zu quatschen? Ich weiß ja nicht.

»Wenn Sie nicht wollen, müssen Sie meine Frage natürlich nicht beantworten«, sagt Frau Friesenberg, die meine Unentschlossenheit zu bemerken scheint. »Aber es kann ungemein hilfreich sein, den Ursprung und Antrieb Ihres Kinderwunsches zu verstehen.«

Na gut, was soll's, denke ich und antworte: »Nein, über Nachwuchs habe ich mit meinen Eltern nie wirklich gesprochen. Irgendwie war das aber eh klar.«

»Was war klar?«

»Na, dass ich irgendwann Kinder haben würde. Meine Eltern haben meinen Bruder und mich ja auch ganz selbstverständlich bekommen.«

»Wie meinen Sie das?«

»So, wie ich es sage: Ich denke, dass meine Eltern nicht lange darüber nachgedacht haben. Meine Mutter erwähnte mir gegenüber mal, dass man das damals eben so gemacht hat. Und deshalb ist sie mit Anfang zwanzig von zu Hause weg und direkt mit meinem Vater zusammengezogen. Die beiden haben geheiratet und einige Zeit später kam mein Bruder auf die Welt.«

»Das hört sich nach einem klassischen Familienmodell an: Mutter, Vater, zwei Kinder. Sie sagten vorhin, dass Sie sich das in diesem Alter noch nicht vorstellen konnten. Warum waren Sie sich da so sicher?«

»Na, weil ich erstmal meine eigenen Erfahrungen sammeln wollte. Nach dem Studium habe ich mich auf meinen ersten Job gefreut und war neugierig auf die Welt. So früh war ich noch nicht bereit, mich auf ein Lebensmodell festzulegen. Mag sein, dass das früher normal gewesen ist, aber das passte überhaupt nicht zu mir.«

»Klingt, als ob Sie immer genau wussten, was Sie wollten.«

»Absolut!«

»Hatten Sie den Wunsch nach einem Baby denn irgendwann später auch so klar vor Augen?«

»Natürlich!«, platze ich empört raus, weil ich die Frage anmaßend finde. »Was denn sonst? Würde ich mir sonst diesen ganzen Scheiß antun?«

Frau Friesenberg schaut mir ruhig in die Augen. Trotz meines kurzen Wutausbruchs fährt sie unbeeindruckt fort: »Sicher nicht, Frau Diehl. Und ich möchte Ihren Kinderwunsch auch nicht infrage stellen. Aber ich würde gerne herausfinden, was Sie sich von einem Baby versprechen und welche Rolle Ihr Umfeld in Bezug auf Ihr Lebenskonzept spielt. Was, glauben Sie, wird anders, wenn Sie ein Kind bekommen würden?«

»Na ja, ich werde dieses scheinbar unendliche Glück erfahren, von dem mir Freundinnen erzählt haben. Und ich hätte einfach das Gefühl, endlich ein wichtiges Lebensziel zu erfüllen.«

»Verstehe. Geht es bei diesem Lebensziel um Ihr eigenes?«

»Ja, verdammt, das sagte ich doch schon!«

»Richtig. Und trotzdem legen Sie ja sicher Wert auf die Meinungen Ihrer Liebsten. Glauben Sie zum Beispiel, dass Ihre Eltern enttäuscht wären, wenn sie keine Enkelkinder bekommen würden?«

»Ja, ganz bestimmt!«

»Was macht Sie da so sicher? Sie sagten vorhin, dass Sie nie mit Ihren Eltern über das Thema Nachwuchs gesprochen hätten.«

»Na ja, aber das ist doch wohl klar! Wünscht sich nicht jeder Enkelkinder?«

»Nein, nicht unbedingt. Schließlich sind nicht alle Menschen gleich. Aber gut, gehen wir davon aus, dass Ihre Eltern gerne Großeltern wären. Haben Ihre Mutter und Ihr Vater denn immer Ihre Erwartungen erfüllt?«

»Nein, natürlich nicht.«

»Mögen Sie sie deshalb weniger?«

»Quatsch, das hat doch damit nichts zu tun.«

Frau Friesenberg macht eine Pause, als ob sie eine Reaktion von mir erwartet.

»Ja, okay«, sage ich schließlich trotzig, weil ich verstanden habe, worauf sie hinauswill. »Wahrscheinlich würden meine Eltern mich auch ohne Kind lieben. Und selbst wenn Sie sich mein Leben anders vorgestellt hätten, wäre es trotzdem nicht ihr Bier.«

Frau Friesenberg lächelt, bevor sie die nächste Frage stellt: »Was denken Sie: Waren Ihr Bruder und Sie Wunschkinder?«

»Ja, unbedingt. Meine Mutter hat immer betont, dass sie Kinder wollte. Aber wie gesagt: Für meine Eltern stand damals auch nichts anderes zur Debatte. Andere Zeiten halt.«

»Sind Ihre Eltern denn in ähnlich traditionellen Verhältnissen aufgewachsen?«

»Na ja, zumindest haben beide Geschwister. Wobei ich glaube, dass die Rollenbilder in der Generation meiner Großmutter noch extremer waren. Meine Oma hat mir mal erzählt, dass sie während ihrer zweiten Schwangerschaft um einen Jungen gebetet hat.«

»Sie hat um einen Jungen gebetet? Warum das denn?«

»Weil mein Großvater anscheinend auf einen Stammhalter wartete und meine Oma bisher nur ein Mädchen auf die Welt gebracht hat. Sie hatte offenbar Angst, ihm seinen Wunsch nicht erfüllen zu können. Wahnsinn, oder?«

»Was finden Sie daran empörend? Glauben Sie, dass Sie sich anders gefühlt oder sich sogar gewehrt hätten?«

»Ich hätte es hoffentlich versucht. Aber damals war man als Frau halt total abhängig von einem Mann.«

»Wie ist das bei Ihnen? Wäre Ihnen das Geschlecht Ihres Kindes egal?«

»Mittlerweile ja.«

»Mittlerweile?«

»Ja, also, als ich zum ersten Mal schwanger war, hätte ich einen Jungen schon cooler gefunden. Aber nach fünf Fehlgeburten spielt das natürlich keine Rolle mehr.«

Ich habe den Satz kaum ausgesprochen, als er mich selbst zu Tode erschreckt. *Was zur Hölle rede ich da?* Ich starre Frau Friesenberg entsetzt an. Die schreibt etwas in ihren Notizblock, bevor sie ruhig fortfährt: »Können Sie sich vorstellen, dass Sie die traditionellen Vorstellungen Ihrer Großeltern als Kind unbewusst auf sich übertragen haben? So, wie vielleicht Ihre Eltern bereits von diesem Bild geprägt worden waren?«

»Keine Ahnung«, antworte ich irritiert. »Ich habe noch nie darüber nachgedacht.«

Bis jetzt. Seltsam, aber irgendwie komme ich mir gerade ertappt vor.

»Gut, Frau Diehl«, kommt mir meine Therapeutin zu Hilfe. »Das war eine Menge Input und Sie sollten alles erstmal sacken lassen.« Sie legt ihren Block zur Seite und schielt auf ihre Uhr. »Wir sind fast am Ende dieser Stunde. Aber ich denke, dass heute einiges klar geworden sein dürfte – und dabei lasse ich Ihren persönlichen Wunsch nach einem Baby mal außen vor. Neben dieser Tatsache erhoffen Sie sich durch die Geburt eines Kindes offensichtlich eine Menge Anerkennung und Zugehörigkeit. Beides sind verständliche Sehnsüchte, und trotzdem können sie Ihnen den Blick auf Ihre eigenen Bedürfnisse vernebeln. Ich möchte Ihnen deshalb zwei Handlungsvorschläge mit auf den Weg geben. Nehmen Sie sich gerne einen Zettel, falls Sie sich Notizen dazu machen möchten.«

Frau Friesenberg zeigt auf Papier und Stifte, die auf dem Tisch bereitliegen.

»Erstens: Sprechen Sie mit einer befreundeten Mutter über Ihren Alltag«, beginnt sie nun aufzuzählen. »Mir scheint, als hätten

Sie diesbezüglich eine sehr einseitige Vorstellung, und es könnte helfen, hier einen tieferen Einblick zu bekommen.«

»Boa, das ist aber direkt eine Mammutaufgabe«, bemerke ich erschrocken. »Ich bin ja schon heilfroh, dass ich nicht mehr bei jeder Schwangeren die Straßenseite wechseln muss. Und jetzt soll ich noch entspannt über deren Mamiglück plauschen?«

»Versuchen Sie's«, beharrt meine Therapeutin darauf. »Wenn Sie sich nicht gut dabei fühlen, können Sie das Gespräch ja sofort umlenken.«

»Okay«, erwidere ich wenig überzeugt. »Und was ist die zweite Aufgabe?«

»Die können Sie vielleicht direkt lösen: Stellen Sie sich für einen Moment vor, dass Ihre Eltern und Freunde nicht existieren würden und Sie jeden Entschluss völlig frei und losgelöst von jeglicher Beurteilung fällen könnten. Wie würden Sie sich dann in Bezug auf den weiteren Weg Ihres Kinderwunsches entscheiden?«

»Ich würde ein letztes Mal versuchen, schwanger zu werden«, antworte ich prompt und bin selbst baff über meine direkte Reaktion. »Allerdings in meinem Tempo, ohne mich hetzen zu lassen. Ich hätte zwar nach wie vor unfassbaren Respekt davor, könnte die Konsequenzen aber besser tragen, wenn ich sie alleine zu verantworten hätte. Mit dem Gefühl, alles für mich ausgeschöpft zu haben, könnte ich definitiv am Ende besser Frieden schließen.«

»Vielen Dank!«, beschließt Frau Friesenberg die Stunde und lächelt mir ein letztes Mal zu.

»Aha«-Momente wie diese sollte ich während meiner Therapie nicht nur einmal erleben. Von einigen Grundregeln des Lebens bin ich so felsenfest überzeugt, dass ich sie gar nicht erst infrage stelle. Schließlich habe ich sie von Kindesbeinen an gelernt und in meinem erwachsenen Bewusstsein abgespeichert. Erst später stellen sich viele davon als übernommene Leitlinien heraus, die gar nicht zu meinem Lebensmodell passen – weshalb ich sie nach und nach ablegen kann.

Mittlerweile beschäftige ich mich immer mehr mit meinen kindlichen Prägungen und welchen Einfluss sie auf mein jetziges Leben haben. Es hilft mir, meine heutigen Muster zu verstehen und dadurch umzulenken. Besonders dabei geholfen haben mir Ratgeber über das »innere Kind«.

Im Zuge meiner Selbstreflektion versuche ich mich außerdem immer mehr von äußerlichen Einflüssen loszusagen. Das hat übrigens nichts mit Egoismus zu tun, sondern vielmehr mit Selbstfürsorge. Es geht darum, die eigenen Bedürfnisse klarer zu definieren, um das Leben nach den eigenen Vorstellungen gestalten zu können.

Noch vor ein paar Jahren ist mir das ganz und gar nicht leichtgefallen. Während meiner Kinderwunschzeit hatte ich ständig das Gefühl, einer äußerlichen Erwartungshaltung gerecht werden zu müssen. Viele andere Betroffene haben mir das bestätigt – auch sie haben vermeintliche Gesellschaftsregeln als zusätzlichen Druck in ihrer ohnehin schwierigen Phase erlebt. Ich finde, es ist Zeit, dass sich daran etwas ändert. Und deshalb möchte ich mit gutem Beispiel vorangehen und meine Geschichte erzählen. Aus eigener Erfahrung weiß ich, dass darüber sprechen hilft. Und: Je mehr Menschen über dieses Thema etwas erfahren, desto mehr Menschen können lernen, sensibler damit umzugehen.

Läuft bei mir

Einmal in der Woche komme ich nun in die Praxis von Frau Dr. Bruck, um mir ihr angepriesenes Zauberzeug in die Blutbahn pumpen zu lassen. Bereits zum vierten Mal habe ich es mir dazu auf der Liege im zweiten Behandlungszimmer bequem gemacht. Ich beobachte, wie die Infusion langsam aus der Flasche tropft und durch den Schlauch bis zu meiner Armkanüle fließt. Die Flüssigkeit sieht aus wie ein Bananenshake: milchig mit leichtem Gelbstich. *Nun stelle man sich das mal vor*, denke ich plötzlich. Über Jahre finden die Ärzte keine Lösung für meine Fehlgeburten. Und am Ende würde sich rausstellen, dass ich mir nur regelmäßig einen Bananenshake bei McDonald's hätte ordern müssen. »Ja, wie immer: die Nummer 3, bitte!« Je nach Behandlungsdauer wäre ich dadurch vielleicht aufgegangen wie ein Hefekuchen, würde aber jetzt meine Drillinge im Buggy durch die Gegend schieben. »Pff …«, grinse ich süffisant.

Aber allem Zynismus zum Trotz: Die Hauptsache ist doch, dass ich mich völlig selbstbestimmt zu diesem letzten Versuch entschlossen habe. Und zwar ohne auf die Meinungen anderer zu hören. Zumindest nehme ich mir das fest vor. Damit mir das noch leichter fällt, hat Frau Friesenberg mir während unserer letzten Sitzung einen weiteren Hinweis mit auf den Weg gegeben: »So ein Perspektivwechsel braucht Zeit, seien Sie da nicht zu streng zu sich«, erklärte sie mir. »Sie sind es schließlich seit Jahrzehnten gewohnt, auf die Urteile anderer zu hören. Weil Ihnen das so beigebracht wurde. Für eine Umgewöhnung braucht Ihr Hirn deshalb ein wenig Übung – so, wie Sie auch Ihre Muskeln trainieren müssen, damit sie wachsen. Stellen Sie sich deshalb immer mal wieder vor, dass die Leute um Sie herum nicht existieren würden, so, wie wir es bereits besprochen haben. Oder Sie träumen sich für eine Weile in eine neue Umgebung, in der Sie noch niemand kennt und sich keiner für Ihre Historie interessiert.«

So wie damals in New York, dachte ich auf Anhieb. Und fantasiere mich seither phasenweise in den Big Apple, wo ich neu durchstarten würde. Und tatsächlich: Diese imaginäre Hilfestellung nimmt mir ein Riesenbatzen Druck von den Schultern und bestärkt mich in meinem positiven Egotrip: My body, my icecream, my fucking choice. So einfach ist das. Oder sagen wir mal: so weniger schwer.

Ich greife nach meinem Handy, das neben mir liegt. Höchste Zeit, dass ich auch den zweiten Handlungsvorschlag meiner Therapeutin in Angriff nehme. Lange genug habe ich mich davor gedrückt, weil der sich immer noch nicht nach einer Bombenidee anfühlt. Mit einer Mutter über ihren Kids-Alltag zu reden, finde ich in meiner Situation verdammt viel verlangt. Allein daran zu denken, fühlt sich für mich wie ein Sprung vom Hundertmeterbrett an.

Aber ich habe mir vorgenommen, es zu versuchen. Umschwenken kann ich schließlich immer noch. Also habe ich zunächst überlegt, mit wem ich mich am besten austauschen könnte. Und festgestellt: In Köln käme dafür nicht wirklich jemand infrage. Entweder waren die wenigen Babys meiner Freundinnen gerade erst geboren, so dass ihr neuer Alltag noch gar nicht lang währte. Oder sie waren noch gar keine Mütter.

Blieben meine Girls aus Hamburg, und klar – da kam mir Katja als Erstes in den Sinn. Sie hat schließlich schon zwei Kinder im Grundschulalter, und wir beide kennen uns schon ewig. Außerdem weiß sie von meinen Fehlgeburten, das würde sie vielleicht von einer allzu krassen Euphorie-Explosion abhalten. Trotzdem: Seitdem sie Kinder hat und ich nach Köln gezogen bin, ist unser Kontakt eben auch nicht mehr so eng wie früher. Und irgendwie haben wir das Thema Kinder in den letzten Jahren immer mehr umschifft. Als Mia vor acht Jahren auf die Welt kam, war auch Katja als frischgebackene Mama für eine Weile weg vom Fenster. Und berichtete hin und wieder von den üblichen Neugeborenen-Endorphinen. Als mein Kinderwunsch immer komplizierter wurde, merkten wir wahrscheinlich, wie unsere Leben immer mehr auseinanderdrifteten. Und quatschten deshalb eher beiläufig über unseren Alltag und schwelgten dafür lieber in alten Erinnerungen.

Aber okay, genau das soll bei unserem nächsten Gespräch ja anders laufen. »Wann telefonieren wir mal wieder?«, frage ich sie deshalb jetzt per WhatsApp.

Nach ein paar Sekunden blinkt ihre Antwort bei mir auf: »Wie wär's mit jetzt? Habe die Kinder gerade in der Schule abgeliefert …«

Jetzt? Auf dieses rasante Dating-Angebot bin ich nicht gefasst. Eigentlich will ich mich eher langsam an den Mamiplausch rantasten. Andererseits werde ich noch eine gute Stunde an meinem Bananentropf hängen. Okay, komm, dann ziehe ich das jetzt durch!

»Christina, wie cool, passt mir grad super mit dem Quatschen!«, begrüßt mich Katja, als sie meinen Anruf annimmt. »Wie sieht's aus bei dir?«

»Alles bestens, läuft bei mir«, antworte ich und schaue auf den Schlauch in meinem Arm. Ich nehme mir vor, Katja nichts von meinem Infusions-Experiment zu erzählen. Sonst wäre der Vorsatz, mich nicht beeinflussen zu lassen, womöglich direkt wieder dahin. »Und wie geht's dir?«, spiele ich ihr den Ball deshalb direkt wieder zurück. Wir tauschen kurz ein paar Updates über unser Befinden aus, bevor ich Katja ohne Umschweife überfalle.

»Sag mal: Irgendwie haben wir noch nie darüber gesprochen, aber wie findest du eigentlich dein Leben als Mutter?«

Kaum rausgehauen, weiß ich nicht, was ich bescheuerter finde: Wie gekünstelt meine Frage klingt oder wie sehr ich mir vor Katjas Antwort in die Hosen mache.

»Hä? Was ist denn mit dir los?«, sagt die prompt belustigt. Sie merkt offenbar, dass ich unentspannt bin. »Wird das ein Interview? Arbeitest du jetzt bei der *Bild*?«

»Ne, es interessiert mich halt«, eiere ich rum.

»Wirklich? Ähm, okay. Was willst du denn genau wissen?«

»Na, wie zum Beispiel deine Tage mit den Kids so aussehen?«

»Soso. Also, momentan bringe ich die beiden jeden Morgen in die Schule. Heute musste ich dafür nur einmal fahren, weil Mia und Linus zur gleichen Zeit da sein mussten. Aber jetzt mal ehrlich, Christina: Willst du das wirklich wissen? Das passt doch grad auch null zu deinem Schlamassel. Komm schon, was steckt wirklich hinter deinem Verhör?«

Sag ich doch: Katja und ich kennen uns eben schon sehr lange. Und auch wenn wir nicht mehr ständig in Kontakt sind, kann ich ihr nichts vormachen.

»Ja, okay«, lenke ich deshalb ein. »Die Idee kommt von meiner Therapeutin. Sie hat vorgeschlagen, mich mal mit einer Mama zu unterhalten. Weil ich keine Vorstellung davon hätte, wie ambivalent der Alltag einer Mutter sein kann.«

»Ha! Das glaube ich sofort!«, platzt Katja so laut raus, dass ich mir mein Handy für einen Moment vom Ohr weghalten muss. »Das ging mir schließlich genauso, bevor ich selbst Mutter wurde«, erzählt sie jetzt normal weiter und kichert. »Ich hatte ja null Ahnung, was auf mich zukommen würde!«

»Aha«, sage ich und kann Katjas Reaktion nicht so recht deuten. »Was kam denn auf dich zu?«, hake ich nach.

»Na ja, versteh mich jetzt nicht falsch: Ich liebe meine Kids echt über alles. Aber sie können mich auch in den Wahnsinn treiben.

Bevor ich Mama wurde, konnte ich mir nicht vorstellen, wie anstrengend die beiden sein können. Linus weigert sich beispielsweise gerade, ohne sein grasgrünes Trikot aus dem Haus zu gehen. Und du musst wissen: Er spielt damit auch Fußball und das Ding steht vor Dreck. Aber sobald ich es waschen will, fängt er an zu brüllen und schmeißt die Türen hinter sich zu. Und das ist nur ein Beispiel. Nächste Woche kann es auch wieder Mia sein, die sich wegen einer Nichtigkeit vor Wut auf den Boden wirft. Also, um deine Anfangsfrage kurz und knapp zu beantworten: Nach den Geburten der beiden hat sich halt alles verändert. Es wurde unbeschreiblich schön, aber eben auch unfassbar herausfordernd.«

Mehr sagt Katja erstmal nicht. Nur diese paar Sätze. Trotzdem habe ich das Gefühl, gerade mehr über sie erfahren zu haben als in den letzten Jahren zuvor. Und was noch verrückter ist: Ganz anders als befürchtet, hat mir ihre Antwort nicht wehgetan. Nein, eigentlich bin ich Katja sogar dankbar. Sie hat mir jetzt schon einen Teil ihres Lebens preisgegeben, den andere offensichtlich gerne verschweigen. Ganz selbstverständlich redet sie von nervigen Tagen, so, wie sie auch keinen Hehl aus der Liebe zu ihren Kindern macht. Für mich ist sie damit die erste Mutter, die mir ihre zwei Seiten der Kindermedaille offenbart.

»Danke«, sage ich deshalb zu Katja. »Es ist gut zu wissen, dass ich nicht die Einzige bin, die mit Horrorphasen zu kämpfen hat. Du weißt, dass ich dir nichts Schlechtes gönne, aber dadurch komme ich mir endlich mal nicht wie der ständige Hauptgewinner unter den Losern vor.«

Katja lacht: »Ach, wenn du wüsstest! An manchen Tagen beneide ich dich von morgens bis abends!«

»Du beneidest mich?«, frage ich entgeistert. »Was kann man denn momentan von meinem Scheißleben haben wollen?«

»Na, die Freiheit zum Beispiel. Die geht dir mit Kids nämlich ruckzuck flöten.«

»Okay? Aber dafür hast du ja die Kleinen, die dir das Leben dann auch wieder versüßen, oder?«

»Wie gesagt: Meine Kinder sind der Hammer. Aber du glaubst doch nicht, dass ich deshalb jeden Tag automatisch happy bin?!«

Nicht zu fassen, da ist er! Der Satz, den mir meine kinderlose Freundin Mona vor einer Weile fast wortgleich vorgebetet hat. Und von dem ich nicht sicher war, ob sie ihn extra für mich erfunden hat. Hat sie offensichtlich nicht. Weil ihn plötzlich auch Katja sagt. Eine Mutter, die es am allerbesten wissen muss. Ich bin gerade völlig platt über ihre Ehrlichkeit, die eine Nähe zwischen uns schafft, die uns vorher schleichend abhandengekommen war.

»Sag mal, Katja«, frage ich sie jetzt deshalb. »Warum haben wir eigentlich so lange nicht offen miteinander geredet?«

»Tja, das frage ich mich auch«, antwortet sie. »Vielleicht dachten wir, dass unsere Leben nicht mehr zueinander passen. Ich wollte dich nicht mit meinem Alltagsstress nerven und nach deinen Fehlgeburten nicht zusätzlich mit meinem Kinderkram belasten. Dabei würde ich zwischendurch so gerne mal Luft ablassen, und das geht unter Müttern oft gar nicht.«

»Wieso das denn?«

»Na, weil ich dann gerne mal einen Spruch gedrückt bekomme. So, als wäre ich illoyal meinen Kindern gegenüber. Auf ein ›Boah, die Kleine nervt mich heute‹ kann ich auf dem Spielplatz schnell mal ein ›Aber sie macht dir doch sicher auch viel Freude‹ kassieren. Jedes Mal habe ich nach solchen Situationen ein schlechtes Gewissen und halte mich deshalb lieber zurück.«

»Auweia.«

»Jep. Ich sage es dir. Vor dem Urteil der anderen ist keiner gefeit.«

Offensichtlich, denke ich und bin beeindruckt, wie uns Katjas Worte immer mehr auf ein gemeinsames Level heben. Nicht eine Sekunde geht es ihr darum, ihres oder mein Leben als das bessere oder schlechtere zu bewerten. Stattdessen komme ich zu einem ganz anderen Resümee: Katja hat das Kind, das mir fehlt – ich die Selbstbestimmtheit, nach der sie sich nicht selten zurücksehnt.

»Es hat mich sehr gefreut, von dir zu hören«, beschließe ich schließlich erleichtert unser Gespräch. »Und lass uns in Zukunft wieder alle Sorgen teilen. Das habe ich nämlich total vermisst!«

Nachdem wir aufgelegt haben, kreisen meine Gedanken – aber anders als erwartet. Von Angst ist jetzt keine Spur mehr, ich bin total überrascht, wie gut mir dieses Gespräch getan hat. Frau Friesenberg hatte ja sowas von recht!

Ich hatte ja nicht ahnen können, wie hilfreich es für mich sein würde, mehr über den Alltag von Familien zu erfahren. Während der Bananenshake langsam eine letzte Runde durch meine Blutbahn dreht, horche ich in mich hinein. Es ist, als ob sich eine verborgene Tür in mir geöffnet hätte. Die Opferrolle, in der ich mich so lange gesehen habe, verflüchtigt sich plötzlich. Ich begreife langsam, dass jedes Leben seine Höhen und Tiefen hat und deshalb nicht automatisch in besser oder schlechter einzuteilen ist.

Nun, da der Knoten einmal geplatzt ist, fällt es mir nicht mehr so schwer, mich im Alltag mit Schwangeren oder Müttern zu konfrontieren. Mit der Zeit merke ich nicht nur, dass es gar nicht so schlimm ist, das vermeintliche Mamiglück zu beobachten, sondern dass es sogar heilsam sein kann. Denn solange ich werdende Mütter oder Familien gemieden habe, war meine Fantasie nicht mehr zu stoppen und ich habe ich sie nur noch in ihrer endlosen Happiness baden sehen. Ich selbst fühlte mich dadurch immer kleiner, benachteiligt und vom Schicksal verlassen.

Heute weiß ich, dass dieses Bild nicht realistisch ist. Natürlich lieben Eltern ihre Kinder, und das ist gut so – umgekehrt ist ihr Nachwuchs aber nicht automatisch für ihr Glück zuständig. Um das muss sich nämlich jeder selbst kümmern! Und hat dabei letztlich die gleiche Chance herauszufinden, wodurch er die eigene Zufriedenheit steigern kann.

Gute Reise

22 Bananenmilchshakes. Aber kein einziger hat geholfen. Im Gegenteil: Mein Blutwert weist zwar das Schwangerschaftshormon auf – anstatt eines Embryos ist aber nicht mehr als ein kleiner Fleck im Ultraschall zu erkennen.

Und doch geht dieses Kind anders als alle anderen davor. Diesmal lasse ich es los. Weil ich sicher bin, alles gegeben zu haben. Dass ich auch dieses Baby nicht auf die Welt bringen werde, bestätigt mir die Ausweglosigkeit meines schon ewig andauernden Kampfes. Endgültig.

Markus holt mich aus der Praxis ab. Er packt mich in meinen Mantel und fährt mit mir zum Rhein.

Während ich die vorbeifahrenden Frachter beobachte, schleicht sich der Schmerz nur noch leise in mein Herz. Wieder kehrt mir mein jahrelanger Traum den Rücken zu und lässt mich hier stehen. Aber diesmal werde ich ihn nicht aufhalten. Unser gemeinsamer Weg ist jetzt vorbei. Es ist Zeit, ihn gehen zu lassen.

Wir lehnen uns über ein Brückengeländer und schweigen. Als der Wind ein paar Blätter in die Wellen unter uns fegt, verabschiede ich mich still. Wie von einem Matrosen, der sich noch einmal,zu mir umdreht und winkt, bevor er für ein neues Abenteuer in See sticht. Hier war nicht der richtige Ort für ihn. Bei mir konnte er nicht vor Anker gehen.

»Gute Reise«, flüstere ich, bis das letzte Schiff auf dem Fluss außer Sichtweite ist. Eine ganze Weile halten Markus und ich uns

noch an den Händen. Und schauen dabei zu, wie das Wasser fried-
lich stromabwärts fließt.

»Komm, Kleine«, sagt er schließlich und lächelt mich an. »Lass
uns endlich nach Hause gehen.«

And the Oscar goes to ...

Die sechste Schwangerschaft soll mein letzter Versuch sein. Das haben wir uns schon vor dem positiven Test vorgenommen und dabei bleibt es auch: Diesmal habe ich das Ende kristallklar vor Augen.

Trotzdem ziehe ich keinen lauten Schlussstrich. Wir beide tun das nicht. Markus und ich reden nicht über unseren Abschied vom Kinderwunsch. So, als bräuchten wir für das hörbare Finale noch etwas mehr Zeit.

Dafür schaue ich mich jetzt gezielt nach Frauen wie mir um. Weil ich jetzt so weit bin. Nachgedacht habe ich darüber schon früher. Aber als dieser kleine Hoffnungsschimmer noch in mir gefunkelt hat, haben mir die begrabenen Kinderwünsche der anderen zusätzlich Angst gemacht. Was, wenn die von einem trostlosen Leben nach der Kapitulation erzählen? Wobei ich immer noch nicht sicher bin, ob es überhaupt Gleichgesinnte gibt. Trotz meiner fünfeinhalbjährigen Odyssee habe ich immer nur theoretisch von ihnen gehört. »Selbst wenn Sie ihren Kinderwunsch eines Tages aufgeben müssten, wären Sie damit nicht alleine«, haben mir ein paar Ärzte höchstens subtil versichert. »Und es gibt einige Frauen, die sich heutzutage gut damit arrangieren.« Möglich. Wenn auch schwer zu glauben. Weil ich einer solchen Frau noch nie begegnet bin.

Am besten, ich suche im Internet nach Selbsthilfegruppen. Die müsste es demnach doch wohl geben. Eine Art Plan-B-Gang, die sich einmal in der Woche trifft, um mit Prosecco in der Hand ihre Lebensalternativen zu planen. Nachdem sich ihre ursprünglichen Wünsche nicht erfüllt haben.

Eine Viertelstunde recherchiere ich mich durch das World Wide Web und finde unter den Begriffen »ungewollt kinderlos« und »im Umkreis von 100 km« eine einzige Gruppe. Und die ist noch nicht mal in Köln. 45 Minuten müsste ich bis nach Düsseldorf fahren, um mich in den Kreis der anderen Betroffenen einzureihen.

Okay, beschließe ich schnell, das ist es mir wert. Auch weil die Beschreibung der Gruppenleiterin so vielversprechend klingt: »Wir haben alle einen langen Weg durch die Kinderwunschzeit hinter uns. Hier in der Gruppe machen wir uns gegenseitig Mut und suchen uns Alternativen für ein kinderfreies, glückliches Leben.« Perfekt, genau so. Den Text hätte ich mir schon mal nicht besser ausdenken können.

Das Treffen findet im fünften Stock einer riesigen Universitätsklinik statt. Es ist Ferienzeit, anscheinend sind viele verreist. Die erste Frau im Raum stellt sich mir als die Gruppenleiterin Vera vor. Sie sitzt neben ihrem Mann, drei weitere Frauen gesellen sich nach und nach zu uns in die Runde. Auf dem Tisch, an dem wir uns versammeln, stehen Getränke, und ein paar Packungen Taschentücher sind rundherum verteilt. Ich mustere die Frauen und male mir aus, welche Geschichte sich wohl hinter sich haben.

»Hallo, mein Name ist Vera«, beginnt die Gruppenleiterin schließlich das Gespräch. Sie ist groß und überragt ihren Mann im Sitzen um zehn Zentimeter. Ihre Haare hat sie zu einem akkuraten Zopf zusammengebunden. *Zumindest trägt sie keinen Dutt,* denke ich. Damit wäre die Parallele zu meiner ehemaligen Therapeutin nämlich fast perfekt. Vera wirkt ähnlich streng und entschlossen wie damals Frau Willer, nur dass sie sicher keine frohen Baby-News zu verkünden hat. Ihre Mimik bleibt nach der kurzen Vorstellung unverändert, und sie wirkt, als hätte sie die nun kommenden Worte schon unzählige Male vorgetragen: »Ich bin 43 Jahre alt, und wir versuchen seit sechs Jahren ein Kind zu bekommen.«

Was heißt versuchen?, denke ich und verstehe die Gegenwartsform dieses Satzes nicht.

»Mittlerweile haben wir die achte künstliche Befruchtung hinter uns und bereiten uns auf die neunte vor«, erzählt sie wie von einem Jobtermin, bei dem es darum geht, neue Kunden an Land zu ziehen. Ich merke, wie sich eine meiner Augenbrauen hochzieht. *Moment.* Bin ich hier falsch gelandet? Ich schaue die anderen Frauen an, aber die scheinen sich an nichts zu stören.

Unterm Tisch fische ich mein Handy aus der Tasche und suche nach der Gruppenseite. Nein, da steht es: Der Raum ist richtig. Aber ich dachte, wir bereiten uns auf ein tolles Leben ohne Kinder vor? Was redet Vera da von weiteren Optionen?

»Wir wollen unseren nächsten Versuch in der Ukraine starten«, fährt sie fort, »wir haben dort nur Gutes von der Klinik gehört.« Ihr Mann, der danebensitzt, nickt zustimmend.

Ich fange irritiert an zu rechnen. Acht künstliche Befruchtungen? Allein eine kostet um die 5000 Euro. Das hatte Frau Dr. Bruck mal erwähnt, als wir nach erfolgversprechenderen Schwangerschaftsalternativen fragten: »Sie könnten einen künstlichen Transfer versuchen«, hat unsere Ärztin damals vorgeschlagen. »Der läge preislich bei ungefähr 3300 Euro, hinzu kämen die Kosten für die notwendigen Medikamente. Damit wären Sie bei rund 5000 Euro. Ohne Garantie auf Erfolg, versteht sich. Und Sie wissen ja, Frau Diehl: In Ihrem Alter liegen die Chancen sowieso nur noch bei rund fünf Prozent. Wenn überhaupt. Und vor einer Fehlgeburt schützt Sie dieser Eingriff leider auch nicht. Im Gegenteil: Durch das künstliche Eingreifen sind die Chancen auf einen Abgang sogar noch erhöht.« *Das nenne ich mal ein gelungenes Verkaufsgespräch*, habe ich damals gedacht und fragend zu Markus rübergeschaut.

Aus seinen Augen konnte ich die gleiche Ratlosigkeit lesen. 5000 Euro. Pro Versuch. Der Preis hat uns damals vom Hocker gehauen. Das wäre ein gebrauchter Kleinwagen. Theoretisch. Aber vielleicht ein Kleinwagen, der gar nicht fährt. Aha. Es könnte aber auch eine Rundreise durch Südamerika sein. Sechs Wochen lang. Allerdings nur in der Vorstellung. Im Zweifel würde man nämlich nur für den Flug bezahlen, ohne am Ziel anzukommen. Weil das Flugzeug gar nicht erst abhebt. Um es kurz zu machen: Für Markus und mich kam die Variante der künstlichen Befruchtung nach der wenig aussichtsreichen Prophezeiung meiner Ärztin nicht infrage. Zumal ich eh immer auf natürlichem Wege schwanger wurde.

»Ich habe mir letzte Woche eine Embryonalspende aus Weißrussland bestellt«, holt mich die nächste Gruppenteilnehmerin aus meiner Erinnerung und stellt sich als Luise vor. Sie ist 42, und als sich ihr Partner vor drei Jahren von ihr getrennt hat, ließ er sie mit ihrem übermächtigen Kinderwunsch allein zurück. Luise ist furchtbar blass und schaut immer wieder hilfesuchend in unsere Runde.

Sie spricht mit feuchten Augen: »Ich kann einfach nicht glauben, dass ich in diesem Leben kein Kind bekommen werde.« Das verstehe ich. Auch wenn ich meinen Kinderwunschweg nicht weitergehen will, hört sich das in manchen Momenten noch immer nicht weniger erschreckend für mich an. Wovon ich allerdings wenig verstehe, ist eine Embryonalspende. Genau genommen weiß ich noch nicht einmal, was das ist. Mittlerweile bin ich aber sowieso komplett verwirrt, weil auch Luise offensichtlich nicht ans Aufgeben denkt. Und sich stattdessen mit allen Mitteln gegen ein Leben ohne Kind zu wehren versucht. Verdammt, dabei will ich doch gerade aus dieser Schwangerschaftszwangsjacke raus! Warum reden hier alle vom Weiterkämpfen, obwohl die Gruppe im Internet etwas ganz anderes verspricht?

»Mein neuer Partner hatte anfangs noch Verständnis für meinen Kinderwunsch«, fährt Luise fort. »Aber seit circa einem Jahr wird ihm das alles zu viel, und er will nicht mehr mit mir schlafen. Ist das nicht verrückt? Ich habe mit meinen 42 Jahren noch einen superregelmäßigen Zyklus, komme aber einfach nicht an die Samen meines Mannes ran. Wir streiten in letzter Zeit sehr oft deswegen.« Sie greift nach den Taschentüchern. Schnäuzt sich, kann die Tränen dann nicht mehr aufhalten. Wir schweigen betroffen.

Mir tut Luise leid, klar. Sehr sogar. Und Vera auch. Und ich kann sie so gut verstehen. Ich weiß, wie es ist, kein Ende zu finden. Und wie sehr man daran verzweifeln kann, wenn sich die eigenen Träume nicht erfüllen.

Allerdings lösen die Geschichten der Frauen gerade ganz andere Emotionen bei mir aus: Ich fühle mich plötzlich so befreit, dass ich am liebsten vom Stuhl springen würde. Schlagartig wird mir klar, dass ich unter keinen Umständen in ein paar Jahren immer noch hier sitzen und einem vermeintlichen Traum hinterherweinen möchte! Niemals! Schließlich ist meine Jagd nach dem Unerreichbaren vorbei. Das ist nichts Neues, nur kann ich mich zum ersten Mal aus tiefster Seele darüber freuen! Endlich muss ich nicht mehr mitleiden, mich nicht mehr quälen oder mich machtlos ausgeliefert fühlen. Und kann stattdessen selbstbestimmt und losgelöst in Richtung Zukunft denken! Was für eine fucking Erleichterung!

Ich versuche ein Lächeln zu unterdrücken. Schon klar, dass die Explosion meiner positiven Vibes nicht so optimal hier reinpassen würde. Aber innerlich jubele ich. Endlich fühle ich mich wirklich frei und bereit für alles, was kommt!

In der Abschiedsrunde kann ich meine Euphorie schließlich nicht mehr bremsen.

»Wie war es für dich?«, fragt Vera am Schluss der Stunde.

»Richtig super, ich danke euch allen!«, platze ich raus und übersehe die irritierten Gesichter um mich herum. Als die anderen nach ihren Jacken greifen, renne ich schon fertig angezogen Richtung Ausgang.

Draußen angekommen empfängt mich die Sonne wie zur Untermalung meiner aufblühenden Stimmung. Ich bleibe abrupt stehen, atme tief ein und schließe die Augen. Mir völlig egal, wenn das gerade nach einer esoterisch angehauchten Pause aussieht. Ich habe das Bedürfnis, meinen Befreiungsschlag voll auszukosten. Und male mir deshalb aus, wie ich einen Ehrenpreis für das erfolgreiche Loslassen meines Kinderwunsches überreicht bekomme. Wie bei einer Oscar-Verleihung sehe ich mich dafür auf einer großen Bühne: Ich bin zu Tränen gerührt, während das Publikum mit Standing Ovations auf meine Dankesrede wartet. Als der tosende Applaus verhallt, stehe ich mit wackligen Beinen vor dem Mikro und umklammere meinen Preis. »Oh, wow, ich weiß gar nicht, was ich sagen soll. Mein Dank geht zunächst an Ajala, die mir schon früh vom Glück im Hier und Jetzt erzählt hat. Und Ellen, die mir die Augen für die Vorzüge meines Lebens geöffnet hat. Natürlich danke ich auch Frau Friesenberg für die Befreiung von anderen Urteilen.« Ich halte kurz inne und räuspere mich. »Ach, entschuldigen Sie bitte, ich bin so überwältigt. Also, ich danke auch Katja und allen anderen Müttern, die ehrlich zu mir waren und damit für meinen Perspektivwechsel gesorgt haben. Und, ähm, ein riesengroßes Dankeschön geht natürlich an alle meine Freunde, die immer zu mir gehalten haben: Mona, Leonie, Betty und so viele andere, die ich hier nicht alle aufzählen kann. Danke auch an meine Familie, die trotz der unfassbaren Hürden immer an mich geglaubt hat. Und mein größter Herzensdank gilt natürlich meinem Freund, der mich während all der Jahre durch seine unermessliche Liebe unterstützt hat. Thank you my love – you mean the world to me!« Ein Luftkuss zu Markus. Nochmal aufbrausendes Klatschen. Ich strecke meinen Preis nach oben und wische mir die Tränen aus dem Gesicht.

Als ich die Augen wieder öffne, bin ich so ergriffen von dieser Fantasie, dass ich die Hand auf mein Herz lege. Und grinse im nächsten Moment über meinen Hang zur ausgeschmückten Theatralik.

Ich hole das Handy aus der Manteltasche. Und muss nicht lange suchen, bis ich die Liste der Schwangerschaftsgurus finde, die ich mir vor einer ganzen Weile aus dem Internet zusammengesucht habe. Ein letztes Mal überfliege ich die Namen und klicke dann auf *Löschen*.

»Es ist vorbei!«, lache ich unseren Schlussstrich laut ins Telefon, als ich Markus anrufe. »Jetzt können wir den ganzen Scheiß endlich hinter uns lassen und nach vorne schauen!«

»Ach, wie cool!«, höre ich Markus am anderen Ende erleichtert seufzen.

Über den Wolken

Eigentlich habe ich Höhenangst, aber bei Kettenkarussells mache ich eine Ausnahme. Schon als Kind habe ich es toll gefunden, scheinbar schwerelos über den Köpfen der anderen Besucher zu fliegen. Ich setze mich in die freischwingende Eisenschaukel und schließe den Riegel vor meinem Bauch. Wenn ich meine Füße nach unten strecke, kann ich den Boden ganz knapp mit der Spitze meiner Schuhe berühren und mich abstoßen, so dass der Sitz ganz leicht zu schaukeln anfängt.

Das ist jedes Mal so ein aufregender Moment. Kurz bevor es losgeht. Mein Herz klopft dann bis zum Hals, und meine Stimmung pendelt zwischen Vorfreude und Angst. Aber immer ist die Panik minimal genug, dass sie meine Neugier vor dem Flug nicht stoppen kann. Das wird toll, keine Frage!

Aus den Lautsprechern über uns sprudelt fröhlich hüpfende Musik, die der Kabinenmann aus der Mitte des Karussells immer wieder mit seinen Durchsagen unterbricht: »Anschnallen, liebe Leute, gleich geht es ruuuuuund! Nur hier wird so hochgeflogen!«

Weil es bereits dämmert, flackern die bunten Kirmeslichter besonders hell durcheinander. Ganz langsam beginnt sich das Dach schließlich über uns zu drehen und zieht mich und die anderen Passagiere wie Marionetten im Kreis. Um mich herum sitzen nur Kinder, die Kleine vor mir dürfte gerade die Messlatte der erlaubten Mindestgröße zum Mitfahren erreicht haben. Was witzig ist: Die Kids vor ihr werden aus meiner Sicht immer ein Stückchen größer, so dass ich ihre Köpfe im Halbkreis wie aufsteigende Orgelpfeifen sehe. Die Fahrt nimmt jetzt immer mehr Speed auf und schwingt die Hängesessel weiter Richtung Himmel. Mit jeder höher werdenden Welle rauscht mir das Adrenalin satter in die Adern. »Wowhooooooo!«, brülle ich ausgelassen, als unsere Beine irgendwann seitlich durch die Luft fliegen.

Selig lasse ich die schnellen Bilder an mir vorbeiziehen, als mein Blick plötzlich am kleinen Mädchen vor mir hängen bleibt. Für den Bruchteil einer Sekunde stutze ich, denn ich habe das Gefühl, dass ihr Sitz ein wenig schief in der Verankerung hängt. *Blödsinn*, beruhige ich mich, *ganz sicher wird das Karussell ständig auf seine Sicherheit überprüft*. Die Durchsage des Kabinenmanns, die im nächsten Moment bis zu uns nach oben hallt, bestätigt mich in meiner Theorie: »Wer will nochmal, wer hat noch nicht? Wir drehen eine Extraruuuuuuuuuunde!« Klingt nicht gerade nach einem Notfall, und den hätten die Betreiber doch wohl als Erstes bemerkt.

Entspannt genieße ich deshalb ein paar weitere wilde Runden, bevor mir dann doch der Atem stockt: Als ich nämlich über mir zum Dach schaue, scheinen sich die Ketten des Sessels vor mir tatsächlich langsam aus der Verankerung zu lösen! Es trifft es mich wie ein Schlag. *Nein, das passiert nicht wirklich!*, traue ich zuerst meinen Augen nicht. Und bin mir dann doch sicher: Wie an einem Faden rutscht der Haken in der Decke nach jeder Kurve ein Stückchen tiefer. Ich schaue panisch nach unten, sehe die Menschen wie Zwerge durcheinanderirren. »Eeeeeey!«, schreie ich so laut ich kann und verzweifle, weil der Wind meine Stimme ungehört in der Luft zerstreut. »Eeeeeeeeeeeey!«, versuche ich es noch lauter und wedele zusätzlich hektisch mit meinen Armen. Aber es hilft alles nichts: Niemand unter mir schaut zu mir nach oben. Ich kann nichts tun und hänge völlig machtlos in meinen hochgespannten Seilen. Mit weit aufgerissenen Augen schaue ich jetzt zu dem Mädchen vor mir, das von der Gefahr nichts zu bemerken scheint. Von der Seite kann ich sie lachen sehen, während sie ihre Beine schwungvoll hoch und runter baumeln lässt. Ich spüre, wie Tränen in mir hochsteigen, als sie sich überraschend zu mir umdreht. Ganz selbstverständlich schaut sie mir direkt in die Augen und lächelt. Ich bin immer noch starr vor Angst und versuche sie durch meinen Fingerzeig nach oben auf ihre Notsituation aufmerksam zu machen. Tatsächlich sieht die Kleine kurz hoch, registriert offensichtlich, was passiert, und: zwinkert mir zu. So, als wolle sie mich beruhigen. Ich bin so perplex, dass ich fast vergesse zu atmen. *Was ist los, Kleine?*, schießt es mir durch den Kopf, als das Mädchen plötzlich nach den Ketten über sich greift und mit einem kräftigen Ruck an ihnen reißt. Zu viel für die Verankerung des Sessels, die sich jetzt mit einem lauten Krachen vollends aus dem Dach löst. Reflexartig schlage ich die Hände vor dem Gesicht zusammen und schreie schrill auf. Ich warte auf den Aufprall und das entsetzte Raunen der Menschenmenge unter mir. Stattdessen bleibt es ruhig.

Erst als ich etwas an meiner Schulter spüre, traue ich mich, durch die Finger zu lugen. Und kann nicht glauben, was ich sehe: Das Mädchen, das gerade noch vor mir abzustürzen drohte, schwebt neben mir und streicht mir mit ihren Kinderhänden über den Arm. Fassungslos starre ich sie an. *Wie ist das möglich?* Noch bevor mein Kopf eine Erklärung findet, steigt die Kleine aus ihrem Sessel und fliegt über mich hinweg in Richtung Himmel. Mit offenem Mund schaue ich ihr hinterher. Sie lacht und winkt mir fröhlich zu, bis sie irgendwann in den Wolken verschwindet. Ich brauche eine ganze Weile, bis ich mich wieder fange. Erst jetzt wird mir klar, dass sich das Karussell immer noch unaufhörlich dreht. Ich blicke zu den anderen Kids nach vorne und rausche direkt in die nächste Schockstarre. Auch das zweite Kind springt jetzt aus seinem Sessel und startet den nächsten unerklärlichen Höhenflug. Es ist ein Junge, und auch er jauchzt beim Abheben so ausgelassen, dass sich meine Panik mit ihm in Luft auflöst. Ich bin immer noch irritiert, muss aber plötzlich mitlachen. Gemeinsam glucksen der Junge und ich, bis er außer Sichtweite ist. Und schließlich das dritte Kind zum Flug ansetzt. Dann das vierte. Nach und nach setzen die Kids vor mir zu ihren Sprüngen an und fliegen hoch in Richtung Wolkendecke. Wie selbstverständlich winke ich nun jedem ausgelassen hinterher. Guten Flug, Kind 5. Und für dich auch, Nummer 6. Ich kichere selbst wie ein kleines Mädchen, als mich wieder etwas leicht in die Seite boxt.

»Christina«, höre ich meinen Namen dumpf, kann aber niemanden um mich herum entdecken. »Christina«, kommt die Stimme jetzt näher und reißt plötzlich auch mich aus meinem Karussellsessel. Während ich falle, schrecke ich auf und lande neben Markus im Bett.

»Gut geschlafen?«, witzelt er, als ich die Augen öffne. »Scheint ja ein wilder Traum gewesen zu sein. Klang jedenfalls, als wäre viel los gewesen! Ich dachte, ich wecke dich lieber mal.«

»Öhm, ja«, antworte ich, während ich mich verschlafen sammele. »Der war echt schräg. Und total abgefahren: Ich habe unsere Kinder gesehen. Und so viel steht fest: Da, wo sie jetzt sind, sind sie richtig happy!«

Guter Hoffnung kann ich trotzdem sein

Mir geht es gut. Immer noch. Dabei liegt meine letzte Schwangerschaft schon über ein Jahr zurück. Diese Tatsache hätte mich vor einer Weile noch in den Wahnsinn getrieben. Aber diesmal fühle ich mich gefestigt. Und entspannt. Zum Glück. Schließlich hätte es auch anders kommen können. Natürlich habe ich auch schlechte Tage. An denen ich mich frage, warum ausgerechnet uns das passieren musste. Sechs Fehlgeburten innerhalb von fünfeinhalb Jahren. Warum ich? Warum wir? Das sind die Momente, in denen der Zweifel manchmal noch zaghaft bei mir anklopft. Wird das Leben ohne Kind auch später für mich okay sein? Oder werde ich irgendwann nochmal von einer Welle des Bedauerns überrollt?

Wenn sich diese Fragen leise in meinen Kopf einschleichen, erinnere ich mich an meinen Entschluss: Ich will auf keinen Fall noch einmal schwanger werden! Deshalb verhüte ich seit ein paar Monaten auch wieder. Aber diese Tatsache allein schützt mich nicht vor diesen kleinen emotionalen Rückfällen. Um die zu überstehen, habe ich deshalb eine Art Abkommen mit mir selbst geschlossen: Sobald mich die Trauer wieder einholt, registriere ich sie einfach nur. Ohne zu handeln. Ich stelle mir in solchen Momenten einen Lehrer vor, der mir eine unlösbare Aufgabe gibt. Tausendmal hätte ich schon versucht, sie zu bestehen, und bin dafür alle erdenklichen

Lösungswege durchgegangen. Und bin am Ende doch nicht auf das gewünschte Ergebnis gekommen. Anstatt also ein weiteres Mal über diese Challenge zu grübeln und daran zu verzweifeln, gehe ich auf den Schulhof und geselle mich zu meinen Klassenkameraden. Und vergesse vor lauter Ablenkung den Test, den der Lehrer mir auf den Tisch gelegt hat. Ist das nicht cool? So eine Arbeitsverweigerung hätte ich mir während meiner Schulzeit mal erlauben sollen. In meiner Fantasie kann ich mich jedenfalls einfach umdrehen und gehen. *Ich pfeife auf die Aufgabe – ich haue ab!*

Dieses Gedankenspiel funktioniert. Auch in meiner Realität fliegt auf diese Weise jede schwierige Phase an mir vorbei. Ähnlich wie bei einer Meditation, in der ich mein Kopfkino ausschließlich beobachte und anschließend vorüberziehen lasse. So klopft der nächste, richtig gute Tag irgendwann von selbst wieder bei mir an.

Genau wie der heutige, an dem es absolut nichts zu meckern gibt. Markus und ich sitzen auf dem Balkon und chillen in der Sonne. Es ist Samstag, wir haben keine weiteren Pläne und genießen unser ungetrübtes Nichtstun. Nach dem späten Frühstück gönne ich mir gerade den zweiten Milchkaffee und scrolle auf der Suche nach ein paar lesenswerten News durch mein Handy.

»Diese Frau hält Seehofer den Rücken frei« steht als Überschrift über dem Artikel, den mir Facebook auf meine Chronik spielt. Darunter ein Bild mit dem passenden Paar auf irgendeinem roten Teppich. Ich fühle mich nicht animiert, den Text weiterzulesen, bleibe aber trotzdem an der Headline hängen. Schon klar, was sie aussagen soll, aber warum nutzt die Presse diese Redewendung eigentlich immer nur in eine Richtung? Das weibliche Geschlecht, das dem Typen für seine steile Karriere den Alltagskram vom Latz hält. Wie veraltet ist diese Kackscheiße eigentlich? Als würde das umgekehrt nicht existieren. Wo ist die Schlagzeile über die Politikerin, die auf einem Chefsessel Platz nimmt und sich nach einem anstrengenden Tag von ihrem Mann bekochen lässt? Ja, wow, das gibt es tatsächlich: Willkommen in dieser schon seit vielen Jahren existierenden Welt!

Aber einseitige Darstellungen wie diese gehen mir nicht erst seit gestern auf den Sack. Sie fallen mir nur immer häufiger auf, und zwar seit der Therapiesitzung, in der mir Frau Friesenberg geraten hat, weniger Wert auf die Meinungen anderer zu legen. Das ganze Netz überschwemmt mich seither mit mediengemachten Normen à la »So ist es richtig, so war es schon immer, das sagen alle und der Rest ist leider falsch«. Damit werden ähnlich verstaubte Urteilskeulen aus der Schublade geholt wie diejenige, die mir seit Jahren so zu schaffen macht: »Sei ein Vorbild, gründe eine Familie. Damit du als Kinderlose nicht sinnsuchend zurückbleibst.«

Jo, ist klar. Diesen Quatsch lese ich mir noch nicht mal mehr durch. Weil ich es satthabe, mich länger von angeblichen gesellschaftlichen Regeln abstempeln zu lassen. Was soll das denn auch? Als würden Frauen wie ich nicht schon genug unter dem steinigen Kinderwunschweg leiden! Muss ich mich dann noch von diesem abgeschmackten Kram runterziehen lassen? Weil die Medien nur von Bilderbuchfamilien berichten und dabei die schwierigen Fälle ignorieren? Könnt ihr vergessen, nicht mit mir! Das mit der Familie haben Markus und ich schließlich versucht, hat aber nicht geklappt. Und deshalb machen wir ab sofort unser eigenes Ding.

»Warum heißt es eigentlich Plan B?«, frage ich Markus, als ich das Handy zur Seite lege. »Ist der Plan A dann automatisch das Leben mit Kind?« Auch sowas. Das ewige Gerede vom *Plan B*, sobald es mit dem Kinderkriegen nicht geklappt hat. Kein Wunder, dass sich das nach Trostpreis anhört.

»Gute Frage«, antwortet der und schaut von seiner Sportzeitschrift hoch. »Na ja, vielleicht, weil das kinderlose Leben zunächst tatsächlich eine Alternative ist, wenn man sich wie wir mal Kids gewünscht hat.«

»Ja, sicher. Aber ist es deshalb auch immer die zweite Wahl? Für jeden kann der Plan A doch etwas anderes bedeuten. Schließlich hat doch jeder seine eigene Definition vom Glück, oder?«

»Absolut richtig. Deshalb kümmern wir uns jetzt um unseres«, grinst er, legt seine Zeitschrift zur Seite und greift zum Laptop, das neben seinem Liegestuhl liegt. »Gut, dass du mich daran erinnerst. Da recherchiere ich doch direkt noch ein paar Reiseetappen für uns!«

Recht hat er, grandioser Plan! Markus und ich werden nämlich für eine ganze Weile Urlaub machen. Für drei Monate, um genau zu sein. In dieser Zeit wollen wir durch Australien und Südostasien reisen. Und uns damit den Traum einer Auszeit erfüllen. Die Idee dazu schwirrt schon länger in unseren Köpfen herum. Eigentlich von dem Moment an, als wir unseren Kinderwunsch endgültig auf Eis gelegt haben. Aber so richtig fix ist unser Vorhaben erst seit vier Wochen, nachdem unsere Arbeitgeber unseren kurzen Sabbaticals zugestimmt haben. Seitdem steht fest, dass wir den kommenden Winter in der Sonne verbringen werden. Bei dem Gedanken daran rauscht mir die Aufregung wie eine Welle aus Endorphinen durch den Körper. In acht Wochen soll es losgehen, und ich könnte jetzt schon ausrasten vor Freude!

Markus fängt an zu tippen, während ich ihn noch eine Weile mustere. Er gefällt mir mit seinem dunkelblauen Shirt und der Sonnenbrille auf der Nase. Zufrieden liest er sich durch die Traveltipps irgendwelcher Webseiten und wirkt, als ob ihn gerade nichts aus der Ruhe bringen könnte. Und das ist ja auch meistens so: Für mich ist er noch immer der unerschütterliche Fels in der Brandung und ich bin dankbar, dass ich ihn habe. Zusammen haben wir die schweren Jahre echt gut gemeistert.

»Wahnsinn, dass Sie noch zusammen sind«, haben wir oft in Arztpraxen zu hören bekommen, sobald wir von unserer Geschichte erzählt haben. »Andere Paare können diesem immensen Druck nicht standhalten.«

Das glaube ich sofort, habe ich jedes Mal gedacht und war gleichzeitig stolz auf uns. Natürlich war das alles nicht leicht. Diese ewig lange Zeit, in der vor allem ich in meiner Trauer gefangen war. Das hat uns beide oft an unsere Grenzen gebracht. Aber wir haben zusammengehalten. Und konnten schließlich gemeinsam loslassen. Vielleicht war das unser Glück im Unglück. Weil das sicher nicht selbstverständlich ist. Sobald nämlich einer von beiden nicht aufgeben kann, wird dieser Weg sicher zum noch größeren Albtraum. Weil er genau deshalb nicht selten in einer Trennung endet. Was für eine Horrorvorstellung, wenn in dieser Phase voller Verzweiflung auch noch der Partner Schluss macht. Meine Güte. Wer weiß, was andere über meine Erlebnisse hinaus noch zu erleiden haben. Ich fühle mit jeder einzelnen mit. Weil ich weiß, wie sehr der Schmerz lähmen kann. Da würde man Betroffenen, die gerade noch knietief in der Scheiße stecken und kein Licht am Ende des Tunnels sehen, doch am liebsten unter die Arme greifen. Und ihnen zurufen: »Ihr könnt es schaffen, gebt nicht auf! Ich dachte auch lange Zeit, dass ich das in keinem Fall durchstehen würde, aber wie ihr seht: Ich lebe noch!«

»Sag mal, was glaubst du?«, frage ich Markus, um ihn an meiner Eingebung teilhaben zu lassen. »Kann es sein, dass meine Geschichte anderen Hoffnung schenken könnte? Weil sie zeigt, dass der Weg aus einer richtig heftigen Krise gelingen kann?«

»Hm, ja«, antwortet der und schaut kurz vom Bildschirm hoch. »Das kann durchaus sein und ist gar keine schlechte Idee. So hätten Betroffene ein positives Beispiel vor Augen, sobald der Kinderwunsch zum Problem wird. Und daran könnten sie sich vielleicht hochziehen. Das hätte dir doch sicher auch geholfen, oder?«

»Absolut! Zu hundert Prozent! Schon in dem Moment, wo sich mir jemand mit seinem Schicksal offenbart hätte. Dann wäre ich mir nicht so unendlich alleine vorgekommen und ich hätte mich vielleicht schneller damit abfinden können.«

Ja, da bin ich mir sogar ganz sicher: Ein positives Beispiel hätte mich aufgebaut! Und genau das hat mir gefehlt, als mich die Zweifel über meine unvorhersehbare Zukunft in Dauerschleife gequält haben. Woher hätte ich wissen sollen, dass am Ende alles gut sein würde? Und nicht nur Schmach und Elend auf mich warten würden? Ohne einen menschlichen Rettungsanker konnte ich lediglich blind darauf hoffen, irgendwann wieder auf die Füße zu kommen.

Aber vielleicht könnte ich doch für andere genau solch ein Rettungsanker sein, oder? Indem ich von meiner Rückkehr ins sorgenfreie Leben erzähle und sie auffangen würde, sobald sie nicht mehr weiterwüssten. Irgendwie gefällt mir diese Vorstellung immer besser: meine Story als Mutmacher! Das gäbe ihr eine Art Sinn. Und mir das Gefühl, sie nicht umsonst durchlitten zu haben.

Gar nicht dumm also, der Gedanke. Zumindest in der Theorie. Bliebe nämlich nur die Frage, wie ich die Betroffenen überhaupt erreichen könnte? Damit sie erstmal von meinem Kinderwunschweg erfahren würden. Schließlich ist mir während der letzten Jahre kaum jemand mit einem ähnlichen Schicksal begegnet, geschweige denn auf mich zugekommen. Schwer vorstellbar also, dass jetzt jemand aus dem Nichts bei mir anklopfte.

Während ich über meine Eingebung nachgrübele, verliert sich mein Blick im blauen Himmel. Und bleibt schließlich wieder bei Markus hängen, als der erneut zu tippen beginnt. Als ich das Klackern der Tastatur höre, schießt es mir plötzlich in den Sinn: »Ich könnte meine Geschichte aufschreiben!« Hey-ho, wenn das mal kein klassischer Geistesblitz ist! Dabei liegt die Idee doch so nah. Schreiben ist schließlich schon immer meine Leidenschaft. Vor meinem Zeitschriftenjob habe ich deshalb sogar Modejournalismus studiert.

Markus schaut nach meinem Ausruf jetzt wieder zu mir rüber: »Klar, warum nicht? Und sie vielleicht sogar als Gastbeitrag auf einem Blog veröffentlichen. Damit würdest du sicher einige erreichen, die mit einem ähnlichen Thema zu kämpfen haben.«

Aus seinem Mund klingt das fast lapidar und so, als wäre gar nichts dabei. Mir wird durch seine Sätze allerdings erst jetzt die Tragweite meiner Idee bewusst. Meine Geschichte, die jeder öffentlich lesen könnte! Das ist schon was anderes, als einen Text über die neuesten Fashiontrends zu verfassen. Da geht mir schon ein wenig die Muffe. Gut möglich, dass ich für diesen privaten Einblick erstmal selbst eine dicke Ladung Mut bräuchte. Schließlich habe ich überhaupt keine Ahnung, wie die Leute auf mich reagieren würden. Was, wenn sie mich für meine Offenheit kritisieren? Oder bemängeln, dass ich nicht weiterkämpfen wollte? Käme ich mit dem Urteil anderer überhaupt klar? Dank Frau Friesenberg übe ich mich ja bereits im Abgrenzen zu außenstehenden Meinungen. Aber könnte eine öffentliche Wertung trotzdem zur besonderen Prüfung werden? Und mich am Ende sogar maßlos überfordern?

Gerade als mich meine Gedanken immer mehr verunsichern, bemerke ich plötzlich etwas in meinem Augenwinkel. Ach, guck: eine Ameisenstraße! So ähnlich wie die auf Sri Lanka. War mir ja damals schon klar, dass wir für diese Kleintiersafari nicht so weit hätten verreisen müssen. Ich grinse über meine Erinnerung und schaue mir die kleinen Insekten jetzt auch hier von Nahem an. Und muss nicht lange suchen, bis ich das Pendant zur damaligen, asiatischen Ameise finde: Diejenige nämlich, die durch ihre auffallend große Traglast aus der Masse rubsticht. Aber diesmal, und das ist der Unterschied, genauso gut wie alle anderen vorankommt. Ganz kurz verliert sie dabei zwischendurch ein wenig an Fahrt, bevor sie sich danach wieder in Bewegung setzt. »Weiter so, du schaffst das«, flüstere ich, als würde ich sie anfeuern wollen. *Und wie recht du hast*, denke ich im Stillen. *Schon möglich, dass einem zwischendurch mal die Puste ausgeht, aber davon muss man sich doch nicht aufhalten lassen!*

Ich lehne mich wieder in meinem Liegestuhl zurück. Und beschließe, eine Nacht über meine Mutmachidee zu schlafen. Mal schauen, was mein Kopf morgen dazu sagt.

Der Wink mit dem Gummi-bärchen

Eigentlich totaler Quatsch, dass ich mir Gummibärchen kaufe. Weil ich eh nur die roten rauspicke und der Rest danach in der Küchenschublade vergammelt. Trotzdem klippe ich die Tüte nach meiner Ausschlachtung gewissenhaft zu, damit die übrigen Bärchen frisch bleiben. Obwohl sich danach wirklich niemand mehr dafür interessiert. Markus mag nämlich weder die roten noch sonst eins von den Dingern.

Ich halte die Packung gegen das Licht, weil ich trotz meines Wühlens kein gewünschtes Gummibärchen mehr entdecken kann. Ah, doch, hier: Da ist noch eins! Ich stecke mir das Teil gerade in den Mund, als Leonie mich auf dem Handy anruft.

»Hi, Leonie«, nehme ich den Anruf kauend an.

»Hallo, Christina! Was machst du gerade? Störe ich dich beim Essen?«

»Ne, ich liege auf dem Sofa und stopfe mir nur ein paar Gummibärchen rein.«

»Ah, verstehe! Aber nur die roten, stimmt's? Kenne ich doch noch von dir, die alte Marotte!«

»Ja, du hast recht: Das habe ich schon immer so gemacht!«, lache ich und erinnere mich an unsere gemeinsamen Jahre im Büro. Der Job bei der Frauenzeitschrift hat uns an manchen Tagen so viel Spaß gemacht, dass wir nach Feierabend gar nicht nach Hause wollten.

»Hach, das waren tolle Zeiten«, seufze ich und bin mir sicher, dass Leonie sofort weiß, wovon ich rede.

»Absolut, das hatte mit Arbeit wenig zu tun«, antwortet sie. Sag ich doch, sie versteht mich.

»Wie geht's der Lütten?«, frage ich sie. Schon verrückt, aber kaum habe ich jemanden aus Hamburg am Apparat, verfalle ich in meinen alten nordischen Slang.

»Alles bestens! Tobi ist gerade mit ihr auf dem Spielplatz. Im Moment fragt sie nach jedem meiner Sätze: ›Warum, Mama?‹ Das spult sie ab wie eine hängende Schallplatte, das ist schon sehr lustig.«

Leonies Tochter Maila ist zweieinhalb. Und hat sich schnell auf den Weg gemacht, nachdem Leonie mir damals von ihrem Asherman-Syndrom erzählte hatte und die Vernarbungen bei ihr entfernt worden waren. Da ich damals nach der gleichen Prozedur mit meiner Gebärmutterhalsschwangerschaft in der Klinik lag, erwähnte sie erst Wochen später ihren positiven Test. Darüber war ich ihr dankbar, weil mich diese Nachricht nicht in der stockfinstersten aller Phasen erwischt hat. Easy war das trotzdem nicht für mich. Aber ich hatte bis hierhin gelernt, dass ich ehrlich mit meinen Freundinnen umgehen konnte.

»Reden Sie offen über Ihren Schmerz, dann wird man Sie auch verstehen«, ermutigte mich meine Therapeutin, um meinen Umgang mit Schwangeren und Müttern weiter zu stärken. Deshalb hielt ich meine Tränen auch nicht zurück, als Leonie mich wegen ihrer Schwangerschaft anrief.

»Ich weiß, Christina«, tröstete sie mich daraufhin. »Das ist richtig krass, aber wir kriegen das zusammmen hin.«

Und genauso war es dann auch. Mit jedem weiteren Anruf konnte ich mich mehr entspannen. Auch weil ich wusste, dass ich Leonie nicht verlieren würde, wenn ich sie um kurze Kontaktpausen bitten würde.

Mittlerweile ist Leonie zum zweiten Mal schwanger. Diesmal soll es ein Junge werden, so viel weiß ich. Über die ganz genauen Details wie die Auswahl des Kinderwagens, der Planung eines weiteren Babyzimmers oder den Ablauf des Geburtsvorbereitungskurses reden wir allerdings nicht. Und das ist okay, für uns beide. Schließlich waren wir uns schon während ihrer ersten Schwangerschaft über das unerschütterliche Fundament unserer Freundschaft einig. Heute wissen wir deshalb umso mehr, was wir aneinander haben. Und wie wenig sich daran etwas ändern wird, nur weil wir gerade einige Dinge unausgesprochen lassen.

»Was gibt's bei dir Neues?«, fragt mich Leonie jetzt nach ihrem kurzen Update über Maila.

»Och, alles gut so weit. Ich freue mich auf unsere Reise! Vor einem Monat haben wir unser endgültiges Go dafür bekommen.«

»Wow, das ist echt aufregend! Und beneidenswert, eine Auszeit ist bei mir momentan natürlich nicht drin. Dabei könnte ich auch mal eine gebrauchen!«

Eine Mama, die mich beneidet! Ich weiß noch, wie sehr mich diese Offenbarung im ersten Muttergespräch mit Katja vom Hocker gehauen hat. Damals hat mich meine Therapeutin noch zu dieser direkten Konfrontation animiert, mittlerweile sind die ehrlichen Worte zwischen mir und meinen Mama-Freundinnen zur Normalität geworden.

»Das verstehe ich, und ich würde sie dir von Herzen gönnen«, antworte ich ihr deshalb und meine das nicht weniger ernst. »Du, sag mal, was ganz anderes«, schwenke ich um, als mir die Idee von gestern wieder in den Sinn kommt. »Ich überlege, einen Artikel über meine Kinderwunschgeschichte zu schreiben und sie danach in einem Blog zu veröffentlichen. Was hältst du davon?«

»Boa, das finde ich richtig gut! Mach das unbedingt! Du kannst doch gut schreiben, und andere Betroffene sind sicher dankbar, wenn du offen damit umgehst! Mir hätte es jedenfalls geholfen, wenn ich von einem ähnlichen Fall wie meinem gelesen hätte.«

Dann ist die Sache wohl klar, denke ich, nachdem wir aufgelegt haben. Ach, guck mal: Da gibt's doch noch ein rotes Gummibärchen! *Also, wenn das kein Zeichen ist,* grinse ich in mich hinein. *Eine schöne Überraschung, mit der man nach der riesigen Enttäuschung gar nicht mehr rechnet.* Ja gut, verstanden: Ich fange gleich morgen mit dem Schreiben an!

Okay, so easy geht mein Plan dann doch nicht auf. Am Ende dauert es drei Wochen, bis ich den Stift in die Hand nehme. Und danach vergehen weitere vier Wochen, bis der Artikel fertig ist. Allerdings nur, weil mich immer wieder Zweifel packen und ich ihn deshalb zwischendurch zur Seite lege. Bis ich schließlich auf die Idee komme, den Text einfach anonym veröffentlichen zu lassen. Die Meinungen der Leser würden mich dadurch zwar trotzdem erreichen, im Falle eines Shitstorms könnte ich allerdings wieder ungesehen von der Bildfläche verschwinden.

Als ich die Redaktion eines großen Blogs für Frauen über E-Mail kontaktiere, hat niemand ein Problem damit. Der zuständigen Redakteurin gefällt mein Text auf Anhieb und sie will sich melden, sobald er online gestellt wird. Das freut mich riesig, weil ich den Berliner Blog selbst regelmäßig lese und ich meinen Artikel von Anfang an hier veröffentlichen wollte. Ein wenig Schiss habe ich jetzt trotzdem, denn ob nun mit oder ohne meinen Namen: Jetzt gibt's kein Zurück mehr!

Genauso wenig wie bei diesem Flug, der gleich für uns starten wird. Markus und ich warten in der Schlange der Passagierbrücke, um in den Flieger nach Singapur zu steigen. Von dort aus soll es drei Tage später nach Australien gehen und nach ein paar weiteren

Wochen nach Thailand und Laos. Ich freue mich wie verrückt auf unsere Auszeit, mache mir aber gleichzeitig ins Hemd vor der Anreise. Ich finde Fliegen einfach Kacke. Ich hasse das Gefühl des Kontrollverlusts, sobald der Riesenvogel abhebt. Und das hat sich in den letzten Jahren nicht gerade verbessert. Ganz im Gegenteil: Auch während meiner Kinderwunschzeit habe ich es schließlich unerträglich gefunden, mein Ziel nicht selbstständig anpeilen zu können. Deshalb stresst es mich heute umso mehr, wenn jemand das Steuer übernimmt. Aber es hilft nichts, da muss ich jetzt durch. Wenigstens weiß ich in diesem Fall, dass was Tolles auf mich wartet. Sofern wir nicht abstürzen. Aber so weit lasse ich meinen Horrorfantasien nun auch wieder keinen freien Lauf.

14 Stunden lang glotzen wir uns durch die Filmvorräte der Airline. Zwischendurch nicken wir kurz ein oder stoppen das Programm für unsere Mahlzeiten. Als wir nach der Landung aus dem Flieger steigen, fühle ich mich benebelt wie nach einer durchzechten Nacht. Erleichtert bin ich trotzdem. Zwischendurch sind wir durch einige Turbulenzen gewackelt, wobei sich der Absturz der Maschine schon deutlich vor meinem inneren Auge abgespielt hat. Bei der Ankunft bin ich deshalb nicht nur froh, endlich gelandet zu sein, sondern auch, überlebt zu haben.

Mit der Flughafenbahn gleiten wir nun auf Schienen ins Stadtzentrum und lassen die ersten Impressionen an uns vorbeirauschen. Ich staune über die hochmoderne Metropole Singapur, die mich durch nichts an andere asiatische Reiseziele erinnert. Erst als wir unser Hotel im wuseligen Chinatown beziehen und ich eine Kakerlake auf dem dunklen Teppich unseres Zimmers entdecke, fühle ich mich am richtigen Ort angekommen. Es ist Mittagszeit, und wir nehmen uns vor, bis zum Abend wach zu bleiben. Nur so könnten wir den Jetlag schneller in den Griff bekommen, das wissen wir von anderen Langstreckenflügen. Bis wir ins Bett gehen, wollen wir deshalb zu Fuß das Viertel erkunden und vorher noch schnell unter die Dusche springen. Markus geht als Erster ins Bad, und während er die Regendusche anstellt, wähle ich mich ins WLAN des Hotels ein. »Wir sind angekommen :-)«, schreibe ich als Erstes per WhatsApp an meine Mutter und öffne dann mein E-Mail-Postfach. Mir bleibt fast das Herz stehen, als ich den Absender der obersten Nachricht sehe. Er ist von dem Berliner Blog, an den ich meinen Text geschickt habe. Daneben steht der Betreff »Artikel-Veröffentlichung«. Aufgeregt öffne ich die Mail, um sie in ganzer Länge zu lesen:

»Liebe Christina, dein Artikel steht ab sofort auf unserer Webseite online. Zusätzlich haben wir ihn über Facebook und Instagram geteilt. Vielen Dank nochmal für das Erzählen deiner Geschichte und deine Offenheit.«

Ach du Schreck, nun ist es tatsächlich passiert: Mein Text ist öffentlich eingestellt und für jedermann lesbar! Und zwar offensichtlich schon seit gestern, während wir im Flieger gesessen haben.

»Mein Artikel ist online!«, schreie ich zu Markus ins Bad.

»Was?«

»Mein Text! Er ist veröffentlicht!«

»Und?«, fragt Markus, der das Wasser gerade ausstellt und nun seinen Kopf durch die Tür streckt.

»Ich habe noch nicht geguckt.«

»Na dann los!«, fordert er mich auf, während er sich ein Handtuch um die Hüfte wickelt und sich neben mich aufs Bett setzt. Auf Facebook muss ich nicht lange suchen, weil mein Beitrag ganz oben in der Chronik der Seite erscheint. Darunter über fünfzig Kommentare. Fünfzig! Ich öffne die Kommentarleiste und lese die obersten, während mir Markus über die Schulter schaut:

»Sehr mutig! Danke für diese Geschichte!«

»Ich hatte selbst zwei Fehlgeburten und finde es erleichternd zu wissen, dass ich nicht alleine bin!«

»Endlich wird dieses Thema aus der Tabuzone geholt.

In diesem Stil geht es unter den ersten drei Nachrichten weiter. Ich lese mich durch eine Flut wohlwollender Worte. Und öffne irgendwann Instagram, nachdem ich mich durch alle Kommentare bei Facebook gescrollt habe. Auch hier erwartet mich in mehr als sechzig Kommentaren das gleiche positive Feedback. »Unfassbar«, flüstere ich und kann mein Lächeln nicht länger verbergen. Ich bin völlig geplättet. Mit dieser Resonanz hätte ich null gerechnet. Kein einziger User kritisiert meinen Artikel oder greift mich an. Stattdessen werde ich mit Dankbarkeit und Lob überschüttet. Oder vielmehr mein anonymes Ich.

»Glückwunsch!«, sagt Markus, nachdem ich die meisten der Nachrichten gecheckt habe. »Ich schätze, wir gönnen uns zur Ankunft direkt mal einen Drink!«

Mir fehlt gerade nichts

Schon komisch. Egal, wie schön es woanders ist, das eigene Bett ist einfach durch nichts zu ersetzen. Keine Ahnung, warum das so ist. Aber das fällt mir jedes Mal nach der Rückkehr von einer Reise auf. Scheinbar liegt es sich zu Hause am bequemsten.

Dabei haben wir uns während unseres Trips richtig gute Hotels gegönnt. Und sind zwischendurch drei Tage per Luxusboot auf dem Mekong von Laos nach Thailand geschippert. Am fehlenden Komfort kann es also nicht gelegen haben. Aber selbst wenn. Die Gemütlichkeit der Betten wäre eh absolut nebensächlich gewesen, weil es ansonsten die beste Auszeit ever war!

Nach unserem Zwischenstopp in Singapur sind wir zunächst in den Westen Australiens geflogen, wo wir per Minicamper die endlosen Weiten und schneeweißen Strände erkundet haben. Danach ging es in den Süden des Landes, wo es neben imposanten Landschaften Kängurus und Koalas in freier Wildbahn zu bewundern gab. Nach diesem Roadtrip suchten wir uns in Thailand drei Inseln aus, auf denen wir jeweils länger blieben und relaxten. Um zum Schluss der Reise noch einen Abstecher nach Laos zu machen, was sich als absolut lohnenswertes Finale herausstellte. Während unserer Bootsfahrt zurück nach Thailand legte Markus irgendwann sein Buch zur Seite und schaute zufrieden auf den ruhig fließenden Fluss.

»Weißt du«, sagte er mir schließlich. »Mir fehlt gerade absolut nichts!«

Und traf mich damit mitten ins Herz. Weil er unseren jahrelangen, steinigen Weg mit einem einzigen Satz in ein Happy End verwandelte.

Hach ja. Bei diesem Urlaub passte eben alles: unsere Ziele, die Eindrücke, das Wetter. Und wir! Als völlig tiefenentspanntes Travel Team. Was auch daran lag, dass ich diesmal kaum schlechte Gedanken im Gepäck hatte. Anders als damals auf Sri Lanka, als mein Kopf noch endlose Sorgenschleifen abgespult und mir damit den halben Aufenthalt vergeigt hatte. Nein, derartige Mindfucks blieben mir auf dieser Reise erspart. Stattdessen konnte ich mich lockermachen und die freien Tage genießen. Eine Weile wunderte ich mich sogar über meine ungewöhnlich optimistischen Vibes. Bis ich auf den Trichter kam, wie sehr mein veröffentlichter Artikel dafür verantwortlich sein könnte. Zum allerersten Mal nämlich verband ich meinen Kinderwunschweg dadurch mit etwas Positivem. Schon allein, weil mich das Aufschreiben der Geschichte ein weiteres Stück befreit hatte. Jedes einzelne Wort, das ich schwarz auf weiß zu Papier brachte, fiel mir wie eine abgeworfene Last von den Schultern. Und als ich die Story dann komplett verewigt hatte, konnte ich diesen Teil meines Lebens noch mehr loslassen. Hammer! Und dabei war das noch nicht einmal alles. Auch die ungebremste Anteilnahme und der Dank völlig fremder Menschen flashte mich nachhaltig.

Und dieses Feedback geht noch Tage so weiter. Immer mehr User kommentieren meinen Beitrag oder teilen ihn sogar über ihre Seiten. Ich finde das unglaublich. Plötzlich werde ich von so vielen Menschen gesehen! Nachdem ich mich jahrelang mit meinem Schicksal verlassen gefühlt und mich im Einzelkampf mit den immer gleichen quälenden Fragen rumgeschlagen habe! Nun erreicht mich das öffentliche Verständnis so gebündelt, dass ich es als überwältigenden Trost empfinde. Mein Bild der einseitig denkenden

Gesellschaft, der es im Familienkontext nur um das Kinderkriegen geht, wird endlich geradegerückt. Plötzlich werde ich nämlich bemerkt. Und sogar gefeiert, obwohl ich meine Schwäche zeige und vermeintlich aus dem Raster falle. Oder vielleicht genau deswegen? In jedem Fall fühlen so viele Leute mit mir. Auch teilweise aus dem Grund, weil sie wissen, wovon ich spreche. Kaum trete ich nämlich mit meiner Geschichte ins Licht, entsteht zwischen mir und anderen Betroffenen eine Art Verbundenheit und das Gefühl, nicht mehr alleine zu sein. Und ich bin sogar diejenige, die anderen durch meine Offenheit Mut schenken kann. Zum ersten Mal fühle ich mich dadurch nicht als zurückgebliebener Loser, der seine Lebensaufgabe nicht erfüllt hat. Diesmal gehöre ich dazu!

Dieser kleine Schritt hat also wahrlich Großes bei mir bewirkt. Und seitdem überlege ich, wie ich mein begonnenes Hilfsprogramm ausweiten kann.

»Ich mache uns jetzt erstmal einen richtig guten Milchkaffee«, unterbricht Markus meine Gedanken, als er sich zum Aufstehen bereitmacht.

»Finde ich super! Solange ich noch einen Moment liegen bleiben kann«, grinse ich und mache ihm schöne Augen.

»Alles klar! Dafür holst du dann später die Brötchen.«

Ja, später. Wenn ich nicht mehr so müde bin. Wir sind gestern Mittag in Köln gelandet, und ich muss erstmal wieder klarkommen. In Thailand ist es jetzt mitten in der Nacht, und ich habe wegen der Zeitverschiebung kaum geschlafen.

Markus bringt mir die Tasse Kaffee ans Bett. Und läutet damit einen gechillten Tag ein. Dank der Koffeinspritze komme ich irgendwann auch aus den Federn und besorge uns die versprochenen Brötchen. Fürs Frühstück lassen wir uns ewig Zeit, anschließend legen wir uns mit ein paar Zeitungen aufs Sofa.

Nach ein paar Stunden entscheiden wir, frische Luft zu schnappen, und schlendern in den Park. Mein inneres Brainstorming zum

Thema *After-Fehlgeburten-Hilfsprogramm* läuft dabei unaufhörlich weiter. Im Kopf sortiere ich dafür die Stimmen meiner Leser, die mir im Gedächtnis geblieben sind.

»Eine Frau hat unter meinem Beitrag geschrieben, dass jede vierte Schwangerschaft in einer Fehlgeburt enden würde«, lasse ich Markus an meinen Gedanken teilhaben. »Glaubst du, dass das stimmt?«

»Puh, das wären schon viele! Aber klar, möglich ist das. Schließlich sind dir im Laufe der Zeit immer mehr Betroffene begegnet.«

»Wahnsinn. Wie viele dann allein unter den Spaziergängerinnen hier im Park betroffen sein könnten!«

Klar, das ist in diesem Falle nur theoretisch gedacht. Aber im Stillen zähle ich die Frauen, die mir entgegenkommen. »Was, wenn sich jede dabei so einsam fühlen würde wie ich damals? Dann wäre der Bedarf nach seelischer Unterstützung ja riesig!«

Wie zur Bestätigung legt Markus seinen Arm um meine Schulter: »Das stimmt. Und du kommst sicher noch auf weitere Ideen.«

Ja, bestimmt, denke ich.

Am Ende des Grünstreifens angekommen, umrunden wir noch den anliegenden See und kaufen uns anschließend eine Tüte Eis am Kiosk. Wir setzen uns gerade auf eine Parkbank, als mein Telefon klingelt.

»Christina, hallo?«

»Hi, Christina. Hier ist Katharina von Edition F – dem Blog, auf dem du deinen Artikel veröffentlicht hast. Ich rufe an, weil wir dich für unsere nächste Veranstaltung als Bühnenrednerin anfragen möchten. Könntest du dir das vorstellen?«

Mir fällt fast das Telefon aus der Hand, und ich brauche einen Moment, um mich wieder zu fangen.

»Klar!«, antworte ich anschließend so spontan, dass ich mich selbst darüber wundere.

»Super!«, freut sich Katharina und klärt mich ohne weitere Umschweife über die Rahmenbedingungen auf. Das große Netzwerktreffen findet in zwei Wochen in Berlin statt, und es werden so um die 3000 Teilnehmer erwartet. *3000*, denke ich, behalte meinen Schrecken aber für mich.

Nach unserem fünfminütigen Telefonat steht fest, dass ich meine Geschichte öffentlich erzählen werde.

»Siehste«, kommentiert Markus. »So schnell weißt du, wie es weitergeht! Und? Kriegste hin, oder?«

»Na sicher«, antworte ich. »Wie sagte schon Pippi Langstrumpf: ›Das habe ich noch nie vorher versucht, also bin ich völlig sicher, dass ich es schaffe!‹«

Rette dich, weil du's kannst

Mein Herz hämmert wie wild gegen die Brust. Ich frage mich, was ich mir eigentlich dabei gedacht habe. Schließlich bin ich nicht Pippi Langstrumpf. Ich kann ja auch kein Pferd hochheben oder den stärksten Mann der Welt auf dem Rummelplatz besiegen. Aber für einen Rückzieher ist es eh zu spät, da muss ich jetzt durch. Und eigentlich will ich das ja auch, aber meine Aufregung killt mich fast. Die Moderatorin gibt mir bereits ein Handzeichen, weil die Vorrednerin auf der Bühne gleich fertig sein wird. *Um Himmels willen.* Ich nicke ihr kurz zu und schaue danach zum gefühlt hundertsten Mal in die Gesichter der Zuhörer. Obwohl es so unfassbar viele sind, scheinen fast alle konzentriert, nur ein paar wenige verlieren sich in ihren Handys. *Hoffentlich stehen nicht alle nach diesem Auftritt auf,* denke ich plötzlich. *Oder noch schlimmer: hauen ab, sobald ich anfange von meiner Geschichte zu erzählen.* Mit dieser gruseligen Vorstellung wandern meine Augen von einem zum anderen. Bis ich Mona und Leonie entdecke. Mona hatte mich offenbar schon vorher im Blick – sie winkt mir jedenfalls prompt, als sich unsere Augen treffen. Und stupst jetzt Leonie an, um sie ebenfalls auf mich aufmerksam zu machen. Beide lachen mir ausgelassen zu und halten ihre gedrückten Daumen nach oben. Ich versuche entspannt zurückzulächeln, bemerke aber, wie mir mein Grinsen entgleist und etwas schief gerät. *Sorry, Ladys,* denke ich, meine Anspannung hat mich gerade komplett im Griff. Keine Chance, mich kurz vor meinem Auftritt noch lockerzumachen. Trotzdem bin ich unendlich froh, dass die beiden hier sind. Markus ist als Trauzeuge auf der Hochzeit seines Kindergartenfreundes eingespannt und kann mir deshalb ausgerechnet heute nicht die Hand halten. Dafür sind Mona und Leonie sofort eingesprungen. Mit ihrem schwarzen Bulli sind Mona und ich nach Berlin gefahren. Und obwohl Leonie hochschwanger ist, hat sie sich heute Morgen in Hamburg in die Bahn gesetzt. Beide haben sich vorher noch nie kennengelernt, sich aber auf Anhieb bei unserem Aufeinandertreffen verstanden.

Die Leute klatschen. *Oh Gott, jetzt bin ich dran.* Ich schnappe nur ein paar Fetzen der Anmoderation auf, die mich als nächste Rednerin ankündigt. Ansonsten rauscht nur ungefiltertes Blabla durch meinen Kopf. Irgendwann bekomme ich das Signal, auf die Bühne zu kommen, und ich steige wie ferngesteuert die Treppe hoch. Oben angekommen blicke ich aus einem anderen Winkel auf die Zuschauer. Tatsächlich stehen einige auf, woraufhin sich allerdings direkt ein paar neue Interessierte auf die leeren Plätze setzen. Ich schließe kurz die Augen und atme in Windeseile viermal ein und siebenmal aus. Bevor ich das Mikro zum Mund bewege und anfange zu reden. Ganz selbstverständlich und als wäre ich in den Minuten davor nicht ansatzweise aufgeregt gewesen. Wie einer langjährigen Freundin erzähle ich jetzt dieser riesigen Menschenmenge meine Kinderwunschgeschichte. Beschreibe, wie unbedarft sie anfing und wie schnell sie zum Albtraum wurde. Warum ich mich deshalb auf halbem Weg verloren habe und wieder nach mir suchen musste. Und wie ich mich schließlich aus ihren gnadenlosen Fängen befreien konnte.

Niemand von meinen Zuhörern steht dabei auf. Oder verdreht gelangweilt die Augen. Stattdessen ist es fast totenstill im Saal und alle lauschen mir aufmerksam. Ich bin fast am Ende meiner Story, als ich in der Mitte der Bühne stehen bleibe. Ich atme noch einmal tief ein. Und starte dann mein Finale, das mir besonders am Herzen liegt: »Wisst ihr«, setze ich schließlich wieder an. »Diese

Jahre waren die schlimmsten, die ich bisher erlebt habe. Und ich konnte mir damals nicht vorstellen, jemals wieder glücklich zu sein. Aber genau so ist es: Ich bin happy und mir fehlt nichts in meinem Leben. Und das ist der Grund, warum ich heute hier stehe. Ich will euch und vielen anderen durch meine Geschichte Mut machen!«

Ich mache erneut eine kurze Pause und laufe jetzt mit langsamen Schritten über die Bühne. »Vielleicht haben einige von euch auch eine Fehlgeburt oder sogar mehrere erlitten. Oder ihr hattet schon einmal eine andere, abgrundtiefe Krise oder steckt sogar noch mittendrin. Dann möchte ich euch zunächst sagen, dass ihr damit nicht alleine seid. Eigentlich sind wir sogar viele, die sich gegenseitig unterstützen könnten. Aber oft verstecken wir uns. Weil wir vielleicht keine Schwäche zeigen wollen. Und das Gefühl haben, dafür verurteilt zu werden. Dabei kann es so hilfreich sein, über seinen Schmerz zu reden. Weil es befreit und Verständnis füreinander schafft.

Ich würde mir daher wünschen, dass wir uns mehr voneinander erzählen. Weil schließlich jedes Leben Höhen und Tiefen hat und uns dieses Wissen miteinander verbinden kann. Deshalb fange ich heute damit an. Ich will euch sagen, wie sehr ich euch verstehe. Und dass ich genau weiß, wie es sich anfühlt, in einer scheinbar ausweglosen Trauer gefangen zu sein. Und wie wenig euch gerade ein dahingesagtes ›Das wird schon wieder‹ oder ›Die Zeit heilt alle Wunden‹ hilft.

Meine Message soll euch daher nicht zum schnellen Aufstehen drängen. Sondern euch stattdessen eine Aussicht auf eine hoffnungsvolle Zukunft freigeben. Eine Message, die auch ich in meiner damaligen Verzweiflung so dringend gebraucht hätte. Sie lautet …« Ich halte wieder für einen Moment inne und fixiere die Zuschauer in der ersten Reihe. »Du kannst es schaffen!«, sage ich zu einem Mädchen vor mir und schaue dann zum nächsten. »Und auch dir kann es gelingen, wieder aufzustehen! Ganz einfach, weil ich es auch geschafft habe!«

Merkwürdig. Ich habe diese Rede bestimmt zehn Mal vorher geübt. Trotzdem wird mir erst in diesem Moment bewusst, wie sehr mir selbst dieser optimistische Shoutout in meinen dunkelsten Zeiten gefehlt hat. Und wie richtig deshalb meine Entscheidung war, mich auf dieses Podium zu stellen. Motiviert durch diesen Geistesblitz fahre ich fort: »Wahrscheinlich habt ihr momentan noch keine Idee, wie das gehen soll. Vielleicht fehlt euch sogar die Kraft, darüber nachzudenken. Das ist okay! Nur ihr wisst, was für euch richtig ist, und bestimmt das Tempo für eure Verarbeitungszeit. Aber hier kommt die gute Nachricht: Für eine positive Perspektive braucht es keine Anstrengung. Sondern zunächst nur die Entscheidung, sich für diese Möglichkeit zu öffnen. Gebt dem Ganzen also eine Chance und geht bis dahin euren eigenen Weg. Und lasst euch in der Zwischenzeit von niemandem erzählen, dass ihr für irgendetwas zu schwach seid. Oder warum ihr angeblich aus der Reihe fallt. Ihr seid großartig. Weil niemand das ist, was ihm passiert. Jeder von uns ist mehr als das. In uns steckt die Power, uns den Hürden des Lebens zu stellen und mit jedem weiteren Schritt zu wachsen. Das allein macht uns alle gleichermaßen wertvoll! Ich danke euch.«

Puh, das war's. Ich habe alles gesagt. Und brauche erstmal ein paar Sekunden, um mich zu sammeln. Erst danach bemerke ich, dass alle im Saal laut applaudieren.

Langsam steige ich die Bühnentreppe hinunter, irgendjemand nimmt mir das Mikro aus der Hand. Sofort bildet sich eine kleine Gruppe um mich herum. Wildfremde offenbaren sich mir als ebenfalls Betroffene und bedanken sich für meinen Auftritt. Das alles erlebe ich wie im Film, weil das Feedback so plötzlich von allen Seiten auf mich einprasselt. Gleichzeitig fällt mir ein riesiger Stein vom Herzen.

Ich habe mein Ziel erreicht und es geschafft, die Menschen durch meine Worte zu bewegen. Unglaublich.

»Verdammte Scheiße, da hast du aber ein Feuerwerk abgefackelt!«, fällt mir plötzlich Mona um den Hals.

»Ja, echt, das war der Hammer«, meint auch Leonie, während sie mich ebenfalls umarmt. Für eine Weile stehen wir so zu dritt eng umschlungen.

»Danke, ihr Lieben. Ich danke euch für alles«, flüstere ich ihnen zu, während mir ein paar Tränen in die Augen schießen.

»Jaja, schon gut«, bremst mich Mona. »Aber das ist wirklich nicht der richtige Zeitpunkt für Rührseligkeiten. Jetzt wird erstmal gefeiert! Komm, Leonie, wir holen dem Superstar mal ein Glas Sekt.«

»Darf ich vorher noch ein Foto von euch machen?«, unterbricht uns ein Typ, der offensichtlich zum Veranstaltungsteam gehört.

»Klar«, grinst Mona, während mich die beiden Girls in ihre Mitte nehmen.

»Cheese«, sagt der Typ, als er uns anblitzt. »Hier, das ist ein altbewährtes Polaroid. Kennt ihr sicher noch: Eine Weile schütteln, bevor ihr euch scharf darauf seht.«

»Alles klar, du machst das schon«, drückt mir Mona das Foto in die Hand und verschwindet jetzt mit Leonie Richtung Bar. »Bis gleich!«

Ich muss Markus anrufen. Und ihm von dem unglaublichen Erlebnis erzählen. Mein Handy zeigt eine Nachricht von meinem Bruder Felix an: »Wie war's? Ruf mich doch bitte direkt mal an!«

Ja gut, denke ich. *Gleich. Vorher muss ich mich aber doch erstmal setzen.* Ich hocke mich auf ein paar Treppenstufen und wedele noch immer das Foto in meiner Hand. Ich bin fix und fertig. Aber auch überglücklich. Wahnsinn, wie sehr mich mein Auftritt selbst gerührt hat.

Irgendwann drehe ich das Polaroid um. Und staune. Das ist ja total verrückt: Mir war klar, dass Mona und Leonie super darauf aussehen würden. Aber ich selbst gefalle mir auch! Zum ersten Mal seit unglaublich langer Zeit. Ist das zu fassen? Ich sehe endlich wieder gut aus!

Ich wähle Markus' Nummer, während ich das Foto immer noch ungläubig betrachte. Er scheint sein Handy nicht zu hören. Bei einer Hochzeitsfeier ist das ja auch kein Wunder. Gut, dann probiere ich es doch erstmal bei Felix.

»Hey, Christina! Erzähl, wie war's?«

»Einfach unfassbar! Ich bin noch total überwältigt. Scheinbar kam mein Auftritt richtig gut an!«

»Nichts anderes habe ich erwartet, Schwesterherz! Glückwunsch!«

Irgendwie klingt Felix komisch. So, als hätte er noch etwas anderes auf dem Herzen.

»Du, und ich wollte dir auch noch etwas sagen, bin aber unsicher, ob der Zeitpunkt passt …«, betätigt er mir prompt mein Gefühl.

»Worum geht's denn? Los, hau raus!«, fordere ich ihn auf.

»Du wirst Tante.«

…

…

»Christina? War das doof jetzt? Ich dachte, ich sage es dir lieber direkt.«

»Nein«, stammele ich und starre noch immer auf das Foto in meiner Hand. »Das war ganz und gar nicht doof. Mann, Felix, ich freu mich ja so!«

Ich sehe euch!

Die Geburt meines Neffen war ein absolutes Highlight. Und ich bin seit dem ersten Tag ganz verliebt in ihn. Möglichst oft besuche ich Felix und seine Frau seitdem im Süden, um den Kleinen zu sehen. Wer hätte das gedacht. Also ich sicher am allerwenigsten. Schon der Gedanke daran, mit einem anderen Kind zu spielen oder es womöglich sogar in den Arm zu nehmen, war noch vor ein paar Jahren die absolute Horrorvorstellung für mich. Damals ging ich felsenfest davon aus, dass mich solch innige Begegnungen immer an meine Verluste erinnern würden. Und dass mir dieser Schmerz nur durch ein eigenes Kind erspart bleiben würde. Unabhängig davon, ob ich das Baby meines Bruders oder einer entfernten Bekannten auf dem Arm gehabt hätte. Aber von dieser Angst ist heute nichts mehr übrig. Ich genieße es, Tante zu sein, weiß aber mein eigenes Leben genauso sehr zu schätzen.

Trotzdem sind meine schicksalhaften Jahre natürlich nicht spurlos an mir vorbeigegangen. Sie haben Narben hinterlassen und mir gezeigt, wie verletzlich ich sein kann. Und doch bin ich mir sicher, dass ich nur durch sie zu meinem eigentlichen Glück finden konnte. Das klingt verrückt, ich weiß. Aber noch nie zuvor war ich derart gezwungen, mich meinen offengelegten Schmerzpunkten zu stellen. Durch diese unausweichliche Konfrontation musste ich mich fragen, was ich mir wirklich vom Leben verspreche. Auch oder vor allem, wenn sich mein ursprünglicher Plan nicht erfüllen würde.

Während ich anfing, mein Schicksal zu akzeptieren, offenbarte sich mir deshalb so viel Wertvolles, das ich vorher nur noch für selbstverständlich gehalten hatte. Meine Gesundheit zum Beispiel oder die Liebe von so vielen, wichtigen Menschen um mich herum. Aber auch die Freiheit, mein Leben nach meinen Vorstellungen zu gestalten und es unabhängig von gesellschaftlichen Normen zu genießen.

Drei Jahre liegt mein Auftritt in Berlin nun zurück. Und zweifelsohne war er für mich der finale Beweis, wie richtig und wichtig der offene Umgang mit dem Thema Fehlgeburten ist!

Deshalb zeige ich mich weiter und tausche mich fortlaufend mit Betroffenen aus. Das Gefühl, anderen durch meine öffentliche Arbeit Hoffnung zu schenken und Mut zu machen, erfüllt mich zutiefst. Mit großer Leidenschaft erzähle ich deshalb von meiner Geschichte, verfasse dafür Artikel, bin zu Gast in Talkrunden und stelle mich als Rednerin auf die Bühne. Selbst im Fernsehen konnte ich mittlerweile von meinem Weg zurück in ein glückliches Leben berichten.

Den Zusammenhalt, den ich hierbei erlebe, empfinde ich als beispiellos. Unter Gleichgesinnten gilt das ungeschriebene Gesetz, sich kein Urteil darüber zu erlauben, wie andere mit der Bewältigung von Trauer umgehen. Stattdessen wird jeder in seiner Verzweiflung gehört und durch die gegenseitige Unterstützung aufgefangen.

Mit besonderer Freude beobachte ich dabei die wachsende Solidarität unter Frauen. Die sich trotz ihrer unterschiedlichen Geschichten stärken und somit gegen äußerliche Bewertungen wehren.

Denn mal ehrlich: Wer will heute noch hören, dass Frauen ausschließlich durch Nachwuchs vollständig sind und ohne eigene Kinder nicht bedingungslos lieben können? Oder nicht um ihre verlorenen Kinder trauern dürfen, weil sie bereits welche haben? Oder egoistisch sind, weil sie keine Kinder oder nur eins wollen? Oder asozial wirken, weil sie zu viele Kids haben?

Ich jedenfalls wünsche mir, dass diese Urteile gänzlich verschwinden. Damit sich jeder in seiner Einzigartigkeit frei fühlen kann. Gehen wir es also gemeinsam an und reichen uns weiterhin kollektiv die Hände!

Und in diesem Moment schreibe ich tatsächlich die letzten Zeilen meines Buches. Damit erfüllt sich ein Traum, der schon Jahre vorher in mir geschlummert hat. Für den ich aber irgendwie immer auf das richtige Thema gewartet habe. Nicht, dass ich mir meine schweren Jahre deshalb im Rückblick herbeigewünscht hätte. Aber so geht es nicht nur um meinen persönlichen Erfolg, sondern um eine viel tiefgründigere Bedeutung.

Es soll euch als Sinnbild dienen. Dafür, dass jedes noch so finstere Schicksal gleichzeitig die Chance auf neue Perspektiven bieten kann. Und dass jede Geschichte es wert ist, erzählt zu werden. Damit sie nicht in Vergessenheit gerät. Und die Verbundenheit zwischen uns stärkt, weil sie von anderen gehört wird.

Deshalb ist dieses Buch für euch.
Und für eure Sichtbarkeit.
Und für die vielen verlorenen Kinder.

Über die Autorin

Christina Diehl, geboren 1974 in Sindelfingen, ist gelernte Journalistin und leitete einige Jahre das Moderessort einer Frauenzeitschrift in Hamburg. In ihrer Wahlheimat Köln arbeitet sie unter anderem als Speakerin und Moderatorin bei einer großen Mediengruppe. Als systemischer Coach und Autorin unterstützt sie darüber hinaus Menschen bei der Bewältigung ihrer persönlichen Schicksale und nutzt ihre eigene Geschichte als Mutmacher für Betroffene. Weitere Infos unter christina-diehl.de.

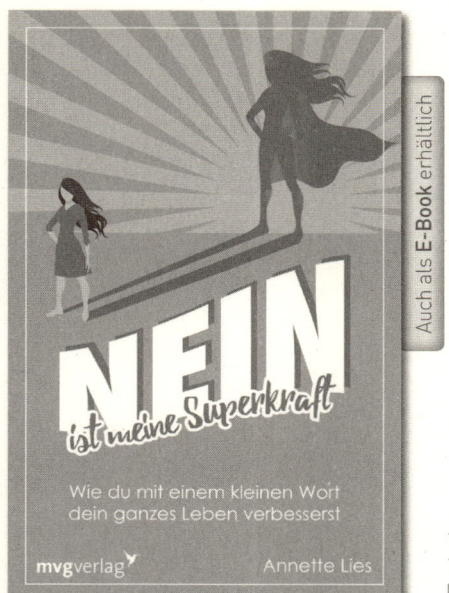

192 Seiten
14,99 € (D) | 15,50 € (A)
ISBN 978-3-7474-0276-4

Annette Lies

Nein ist meine Superkraft

Wie du mit einem kleinen Wort dein ganzes Leben verbesserst

Jedes Nein ist ein Ja zu sich selbst. Und es ist eine echte Superkraft. Denn wie durch Magie findet man sich endlich nicht mehr in Situationen wieder, die man eigentlich gar nicht wollte. Grund dafür ist dieses kleine, machtvolle Wort »nein«.

Erfolgsautorin Annette Lies sagt Nein zum Ja-Sager-Dasein. Auf humorvolle Art zeigt sie, wie wir uns auch noch als Erwachsene von elterlichen und gesellschaftlichen Prägungen sowie autoaggressiven Erwartungen befreien, unser wahres Selbst wieder bergen und sogar die Welt ein bisschen besser machen können – indem wir uns achtsam abgrenzen und damit mehr Kapazität für unser echtes, authentisches Power-Ich haben!

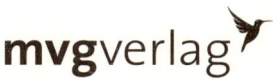

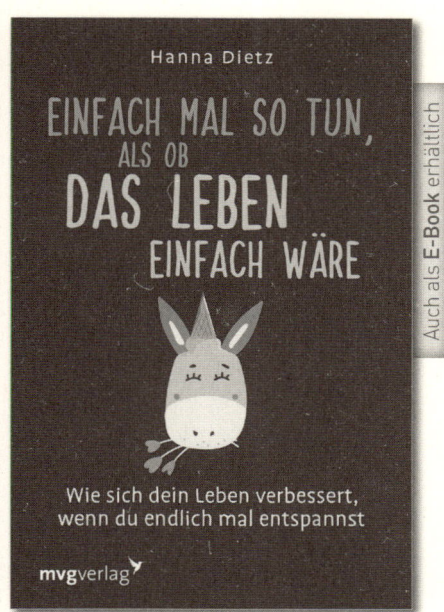

Hanna Dietz

EINFACH MAL SO TUN, ALS OB DAS LEBEN EINFACH WÄRE

Wie sich dein Leben verbessert, wenn du endlich mal entspannst

mvgverlag

Auch als E-Book erhältlich

192 Seiten
14,99 € (D) | 15,50 € (A)
ISBN 978-3-7474-0126-2

Hanna Dietz

Einfach mal so tun, als ob das Leben einfach wäre

Wie sich dein Leben verbessert, wenn du endlich mal entspannst

Ständig entlarven wir unsere Fehler selbst und machen uns vor lauter Selbstzweifel jede Menge unnötigen Stress. Dabei liegt das Glück nur ein paar kleine Täuschungsmanöver entfernt. Denn manchmal reicht ein bisschen Schönfärberei, um Probleme loszuwerden. Bestsellerautorin Hanna Dietz zeigt, wie viel gelassener das Leben wird, wenn wir über unsere Unsicherheiten hinwegtäuschen oder nur so tun, als hätten wir alles voll im Griff. Mit der nötigen Prise Humor führt sie durch das Dickicht der selbstgebauten Stolperfallen und zeigt, wie wir lernen können öfters einfach nur so zu tun, als ob das Leben einfach ist, denn dann kann es zur Realität werden.

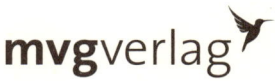

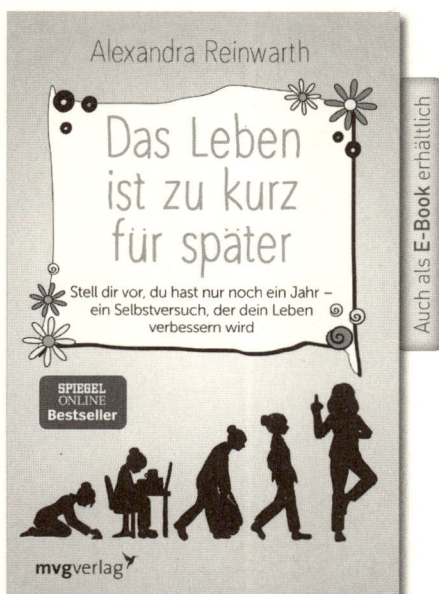

240 Seiten
16,99 € (D) | 17,50 € (A)
ISBN 978-3-86882-916-7

Alexandra Reinwarth
Das Leben ist zu kurz für später
Stell dir vor, du hast nur noch ein Jahr - ein Selbstversuch, der dein Leben verbessern wird

Einen Tag nach ihrem Todestag wacht Alexandra Reinwarth morgens auf – und ist glücklicher als je zuvor. Und nichts ist mehr so, wie es einmal war.

Aber von vorne: Es gibt Momente, in denen einem klar wird, dass es so nicht weitergehen kann, dass sich das Leben ändern muss. In einem genau solchen Moment entschließt sich Alexandra Reinwarth zu einem spannenden Selbstversuch: Sie wird so leben, als wäre es ihr letztes Jahr. Und dieses Experiment ändert alles: Wie aus Sorgen, Stress und Anspannung ein Leben ohne Wenn und Aber mit völlig neuen Prioritäten und überraschenden Zielen wurde, erzählt sie in ihrer unnachahmlich humorvollen Art und zeigt, was passiert, wenn man wirklich im Jetzt lebt!

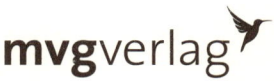

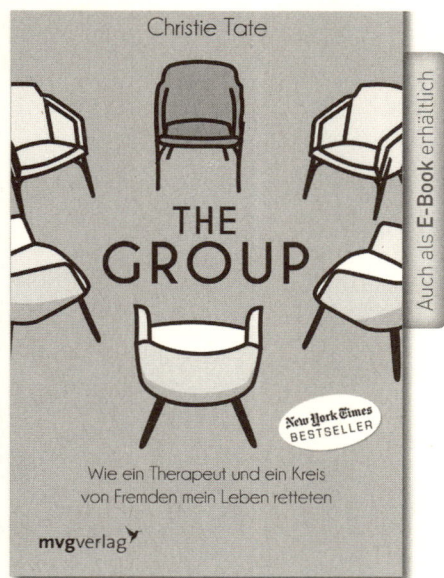

368 Seiten
16,99 € (D) | 17,50 € (A)
ISBN 978-3-7474-0282-5

Christie Tate
The Group
Wie ein Therapeut und ein
Kreis von Fremden mein
Leben retteten

»Was wird mit mir geschehen, wenn ich der Gruppe beitrete?«
»All deine Geheimnisse werden ans Licht kommen.«

Christie Tate ist jung, erfolgreich und … will nicht mehr leben. Zunächst widerwillig schließt sich die zurückhaltende, ehrgeizige Anwältin einer Psychotherapiegruppe an, um sich in einem Raum mit sechs Fremden emotional zu entblößen.
Christie lässt die Gruppe an ihrer Kindheit und den psychischen Folgen im Erwachsenenleben teilhaben: ihr Kampf gegen Bulimie, ihr gescheitertes Sexualleben, das überwältigende Gefühl der Einsamkeit und die akute Sehnsucht nach einer Beziehung. Im Gegenzug für ihre schonungslose Ehrlichkeit erfährt sie endlich Nähe und findet zu sich selbst.

Ein hoffnungsvolles Memoir, das seelische Tiefpunkte nicht verschweigt und zeigt, wie menschlicher Kontakt Leben retten kann.

mvgverlag